射精道

今井伸

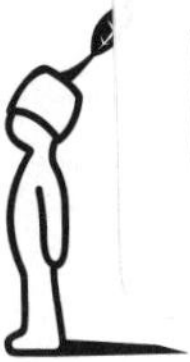

光文社新書

はじめに

「射精道」とは

生物学的に、男性として生まれた人はみな陰茎を持っています。

本書は、陰茎を備えたすべての方に向けて、泌尿器科専門医として、性機能障害の治療と生殖医療に心血を注いできた僕のこれまでの知見をもとに、知っておくべき性の知識と倫理観、陰茎の正しい扱い方について、お伝えするために記しました。男性が男性器を健全に保ち、その機能性を可能な限り維持することで、心身ともに生命力に満ちた人生を送るための知恵をまとめたものです。

そして、それを最も適切にお伝えするために考え方の基盤としたのが、新渡戸稲造《にとべいなぞう》が記した『武士道』です。

武士道は、武士階級がその職業、および日常生活において守るべき道を意味します。一言でいえば「武士の掟《おきて》」、すなわち、「高き身分の者に伴う義務（ノーブレス・オブリージュ）」のことです。武士道は、武士の守るべき掟として求められ、あるいは教育された道徳的原理であり、強力な行動規範としての拘束力を持っていました。

主に武家のなかで連綿と受け継がれていましたが、その教えは武家に限らず、庶民にも広く浸透し、日本人の道徳観・理念の核心となりました。現代においても、日本人の精神性に強く影響しています。

急速な国際化の中で、日本人が日本人としてのアイデンティティを見失いつつあった1899年、新渡戸稲造が英文で『武士道』を発表し、世界的な大反響を巻き起こしました。

現代は、男女平等化やジェンダーレス化の世の中となり、『武士道』が発表された時代とは大きく価値観が変わりました。この潮流自体は正しい方向性であり、いい時代になっていると思いますが、その中でなんとなく男性が、特に性的活動の面において、男性性を発揮することを抑制され、男性としてのアイデンティティを見失いつつあるように感じます。そして、男性が相対的に弱体化し、恋愛・性生活面で「草食化」していることに、一種の危機感を感じたために、今回、考案したのが「射精道」です。

「射精道」は、陰茎を持って生まれた男子が、射精を伴う性生活を送る上で守るべき道を意味します。一言でいえば「男子性行動の掟」、すなわち「陰茎を持って生まれ、性生活に陰茎を使う者に伴う行動規範」のことです。陰茎を持つ性としてのアイデンティティを確立し、陰茎を使った性行動時における基本的理念を共有する目的で考案しました。

『武士道』で語られている武士の魂である「刀」を、「射精道」では「陰茎」に置き換え、男性の魂としての陰茎をしかるべく扱うための核心を、専門医としての知見を織り交ぜながら、これからお伝えしていきたいと思います。

性教育と僕

僕が泌尿器科の医師として、主に出身地である島根県内の男子中高生へ性教育を行うようになったのは、２００１年のことでした。自身の学生時代を思い返しながら、性に関する経験や知識に乏しいがゆえの悩みに対する解決法や、強い性欲に心身ともに振り回されないようにするための対処方法などについて、人生の先輩として、（まだ若かったので）近所の兄貴的なつもりで伝えていこうと始めました。

泌尿器科の診療に加えて、性教育に関する講演会や執筆などを通じて性にまつわる正しい知識を普及する活動に携わっていることは、僕の人生を顧《かえり》みると必然だったように思います。

そもそも、幼少の頃から人体に強い興味を持ち、人体について書いてある子ども向けの学習本や漫画（なんと言っても『ブラック・ジャック』）を隅から隅まで読むような子どもだった僕は、長じるにつれてその興味が性的なことに移行、集中するようになりました。中高生の頃には、いわゆるエロ本や官能小説、コバルト文庫（少女向け小説）、『青春の門』、渡辺淳一の小説、週刊誌の性の体験談から妊婦のための雑誌の特集記事まで、恋愛や性に関することが書かれている文献（？）をむさぼるように読んでいたのです。

当時、まだセックスの経験もないうちから「オギノ式避妊法」を熟知していたため、危ない日に中出しをしてしまったカップルから深夜に相談を受け、夜中に特別講義をしたこともありました。

その後、医学部へ進み、ブラック・ジャックの影響もあり当初は外科医志望だったのですが、いざ進路を決める段階になって、衰え知らずの性への探究心と「性をアカデミックに語りたい」という気持ちに気づいた僕は、あっさりと初志を翻《ひるがえ》して泌尿器科を専門として選びました。産婦人科ではなく泌尿器科を選択したのは、自分と同じ男性たちの性の悩みのほうが、より親身になって寄り添えると考えたからです。

『武士道』の考えをベースに陰茎を扱う

僕は現在、静岡県浜松市にある聖隷《せいれい》浜松病院のリプロダクションセンター長として、主に生殖医療に携わっています。男性の性機能障害や男性不妊、男性更年期の治療やがん患者の生殖機能温存のほか、性別違和、性同一性障害に対応するジェンダー外来での診療にも携わっています。

日々行っている診療の中で、性機能に悩みを抱えた患者さんたちへ、重要なポイントとしてお話ししていることは、性に目覚めたばかりの中高生への思春期講座で話していることと、ほぼ同じです。毎日毎日、繰り返し同じことを話している実感を強く持っています。

それは、大きくくくると、次の３つにまとまります。

①男性器には正しい扱い方がある

②気持ちよく射精できるようになることが重要である
③陰茎を使う上では、自他を守るために高い道徳観、倫理観が必須である

非常におおざっぱですが、これらを守っていれば、性について取り返しのつかないような大きな問題は起こりにくくなります。

ところが、このたった3つのことが十分に理解、実行されていないことが、現代ではとても多いと僕は感じています。

①と②が欠けていると、射精障害や勃起障害（ＥＤ）の原因となります。

③が欠けていると、性のパートナーとのコミュニケーションがうまくできなくなったり、ひどい時には性犯罪の加害者になってしまったりすることがあります。

特に、③については、僕は常々強い危惧を抱いています。

武家の教えと性科学が融合して生まれた性の行動規範

１００年以上前の書物である『武士道』を元にしようと考えた理由は、僕が患者さんたちへ繰り返しお伝えしている先の3つのことが、『武士道』の教えに通ずるものがあると気が

ついたからです。

武士（男性）の魂の象徴ともいえる刀（陰茎）は、正しく手入れをし、正しく使い、正しい道徳観・倫理観を常に備えることが必須、ということです。

強力な凶器である刀は、使い方を誤ると大惨事になります。だからこそ、刀で自分や他者を損なうことにつながらないように、正しい扱い方を十全（少しも欠けたところがなく完全であること）に学ぶと同時に、携えるのにふさわしい高い倫理観を備えることが必須であると、武士道では教えています。

「刀」を「陰茎」と置き換えると、まさしくその理念は重なり合います。

陰茎は、その機能をできる限り引き出し、そして維持するためには、正しい扱い方をしっかり体得することが必要です。そして、性のパートナーの心身を傷つける凶器としないために、道徳と品格、相手を思いやる礼儀を養った上で使えるようにすることも必要です。

性にまつわる胸が悪くなるような醜聞や犯罪は、この欠如によるものだと、僕は考えています。陰茎はその構造的に、性行為の際には相手の体内に押し入る形になります。そのため、それを望まない相手にとっては、恐ろしい加害の道具になってしまいます。

つまり、刀の扱い方と同様に、陰茎の扱い方は自己流や利己的ではダメだということです。

しっかりとした基本理念を守ってこそ、人として、男子として正しい道程を歩むことができるようになるのです。

現代の性教育では、男性器の機能やつくりについては教えることがあっても、先に挙げた重要な3つのポイントについては、ほとんど触れることがないと思います。その理由については第7章で触れますが、陰茎の正しい扱い方や、正しい射精をマスターベーションで練習する方法を学ぶこと、また性行為の前に絶対に必要な心の育成については大きく欠落していると感じていました。

そこで僕は、現代の性教育に欠落した部分を埋めるべく、必要な知識と道徳観を「射精道」としてまとめ、10年ほど前から性教育に活用するようになりました。

「射精道」の元となった自分のルーツ——武家の末裔としてのしつけ

性と武士道が僕の中で融合し、「射精道」となったのは、僕のルーツが影響しているのかもしれません。というのも、僕の父親の実家は、祖父方、祖母方ともに武家の末裔《まつえい》でした。

そのため、僕は幼少の頃から、父方の祖父母や両親から（今思えばその当時でもかなり時代錯誤であった）武家ならではの立ち居振る舞いや心根《こころね》のありかたを当たり前のようにしつけられていました。

「挨拶はしっかりしなさい」「弱い者いじめはいけない。特に自分より弱い者や女性には手を上げてはいけない」くらいならまだしも、「お金やモノがどんなに欲しくても物欲しそうな顔をしてはいけない（武士は食わねど高楊枝《たかようじ》）」などは、幼い頃から身近な大人たちから繰り返ししつけとして注ぎ込まれた道徳観でした。

特に父方の祖母は、その傾向が強かったと思います。

僕が小学校1年生の時、両手に荷物を持っていた時に転び、手をつくことができなかったため、額を数針縫うケガをしたことがありました。

ところが祖母は、額に傷のある僕の顔を見て、心配するどころか「向こう傷だから、まあいいでしょう」と安心したように言いました。背を向けて逃げて受けた傷ではなく、前に向かっていって受けた負傷ならば名誉を傷つけることはない、という意味でしたが、幼い僕には何か釈然としないものが残りました。

幼少期から身体が大きいほうで長男でもあった僕は、両親からも「喧嘩《けんか》は口だけにして、自分より身体の小さい子や女子には絶対に手を上げてはいけない」と言われていました。それを素直に守ろうとした僕は、理不尽に絡《から》んでくる相手にも手が出せず、悔しい思いをたくさんしました。

それでもあの頃、女子たちに手を上げなかったのは、我が家には昭和の時代においても武家の気質が残り、それを忠実に守る自分がいたからでした。

現代社会では、こうした教えはあまりなじまないかもしれません。しかし、僕は、武士道の中に、現代人が忘れがちですが決して忘れてはいけない「武士の美学」、もっと大きく言えば「日本人（人間）としての美学」があると考えています。そんな武士道の精神を、「射精道」によって現代風に翻訳していければと思っています。

陰茎で性行為を行う者は全員「武士であれ」

男性が持つ陰茎というのは、単に生物学的な機能を有している器官にとどまりません。男性の身体だけでなく、精神面にも大きな影響を与えうる存在です。朝起きた時に、陰茎が硬く大きくなっていると、「今日も元気に生きている」と感じる男性は多いでしょう。硬く勃起した陰茎は、男性の心の支柱になりうるのです。

そして陰茎は、持つ者の道徳観や倫理観によっては、相手を痛ましく傷つける最悪の凶器にもなれば、反対に、深い情愛を交わす際の最高のコミュニケーションの道具にもなります。

武士の刀と同じように、どこでも、誰に対しても振り回したり、傷つけたりするものであってはならない。そのためには、僕は陰茎で性行為を行う男性すべてに「武士になれ」と言いたいのです。

僕たちが子どもの頃、大人たちからよく言われていた「男らしく」とか「男のくせに」という言葉は、時代が変わり、使うのがためらわれる言葉となりました。ジェンダーや性の多様性が認識されるようになった現代では、「男性はこうあるべき」的な考え方や物言いは、反感を買うことが多いでしょう。ジェンダー外来で診療を行っている立場上、僕も時代によって世の中の空気感や価値観の変化には敏感に対応していこうと思っています。

先の「陰茎で性行為を行う者は全員、武士になれ」というのは、「男らしくなれ」と同義ではありません。性行為において陰茎を使う者は、武士が武士道の精神に則《のっと》って行動したように、これからお伝えしていく現代版武士道ともいうべき「射精道」の精神に則って行動してほしいという思いを込めた言葉です。

性のパートナーが同性であっても異性であってもそれは変わりません。陰茎で性交を行うということは、相手への気遣いや思いやりがなければ、相手の心や身体を取り返しがつかないほど傷つけてしまうことがあることに注意し、常にそのことを忘れてはいけません。

さらに、異性間のセックスでは、望まない妊娠のリスクもあります。パートナーが女性の場合は、自分が出した精液で妊娠をさせる可能性、自分が父親になる可能性があるということを忘れてはいけません。現代社会では、時期や環境が整わない計画外の妊娠は、自分にとっても相手にとってもその先の未来を困難にすることが多いでしょう。ましてや、妊娠・出産をする女性には、身体的にも大きな負担をかけることになります。

これらのリスクを避け、自分と相手を尊重しながら最高の性愛を享受するためにも、陰茎を使う際の正しい知識や道徳観・倫理観は必須であると肝《きも》に銘じてほしいと思っています。

その理解を深めるために、第1章では本書の思想のベースとなる「射精道」についてまとめました。陰茎を持つ者の精神の土台、基本的理念といえるものとして受け止めていただきたいと思っています。

その上で、第2章から第5章まで、それぞれの年代における性生活、射精生活の心構え、その時期に現れやすい性の問題とその対策をまとめています。青年期から中高年まで、一通りの年代を読み通していただくことで、陰茎の機能を十分に引き出すための医学的に正しい扱い方や、生涯にわたって性機能を維持するために必要な知識を吸収していただけることでしょう。

射精道

目次

る／第2条　セックスは「心・技・体」が伴うまで行うべからず／第3条　他人に迷惑をかけるべからず／第4条　一人になれる空間を確保すべし／第5条　勃起した陰茎を軽く握り、亀頭部を刺激するようにしごくべし／第6条　汚い手で行うべからず／第7条　陰茎を布団や壁にこすりつけるオナニー（床オナ）はしないほうがよい／第8条　必ず勃起した状態で射精すべし／第9条　3回我慢してから4回目に発射すべし／第10条　出てくる精液はティッシュで受け止めるべし／第11条　オナニーは一日に何回してもよし／第12条　気持ちのいいオナニーを追求すべし／第13条　射精を自在にコントロールできるようになることを目標とすべし／第14条　強い刺激のネタばかりを続けるべからず／第15条　時々、空想オナニーを行うべし／第16条　セックスしたいと思っても、まずオナニーすべし（冷静になれる）

第3章　射精道 ——青年期編——

本番を迎えるにあたって／第1条　和姦をもって貴しとなす／第2条　男女の性器の構造と性反応を熟知すべし／第3条　知識は経験を補うと心得よ／第4条　コンドームは常備携帯せよ／第5条　コンドームの使用法を熟知すべし／第6条　アダルト動画はファンタ

ジーにて教科書とするべからず／第7条　気心が許し合える間柄になってからセックスを行うのが望ましい／第8条　前戯に重点を置くべし／第9条　相手を思いやり、いつでも中断できるゆとりを持つべし／第10条　常に相手の反応に気を配り、対応に注意せよ／第11条　セックスにも相性があると心得よ／第12条　二人同時のオルガズムを目指してみよう／第13条　セックスをする時は毎回相手の同意が必要と心得よ／第14条　余韻を大事にすべし／第15条　暴力を振るう男はセックスをする資格なし／第16条　常に「心・技・体」の充実を図るべし

第4章　射精道　――妊活編――

妊活のための射精道は夫婦で始める／第1条　妊活は二人の共同作業にて積極的に取り組むべし／第2条　女性の月経周期と妊娠のメカニズムを勉強すべし／第3条　自分の精巣周囲に注意を払うべし（竿よりも玉が大事）／第4条　生理が終わってからの2週間が勝負の時期と心得よ／第5条　排卵日はあえて気にすることなかれ／第6条　よい精子は頻回の射精に宿る／第7条　セックスも数打てば当たると心得よ／第8条　うまくいかなくても次回頑張ればよい／第9条　セックスをしなければ子どもはできないと心得よ／第10

条　週2回以上セックスをしても結果が出なければ不妊を疑うべし／第11条　不妊の原因は男女半々にて自分は大丈夫と思うことなかれ／第12条　精液の内容は日替わりで大きく変動するものと心得よ／第13条　可能な限り負の要素を排除すべし／第14条　ストレスフリーの生活を心掛けるべし／第15条　二人にとって気持ちのいいセックスを追求すべし

第5章　射精道　――中高年編――

性欲は枯れないのに性行為は減っていくのが中高年／第1条　スキンシップと対話を基本とする／第2条　中高年期に身体は変化すると心得よ／①男性更年期（ＬＯＨ症候群）の場合／実父の更年期が男性ホルモン軟膏で劇的に改善／②前立腺肥大症の場合／③生活習慣病による動脈硬化の場合／④高度の肥満の場合／第3条　過去の栄光にすがるべからず／第4条　相手と性について話し合うべし／第5条　行為に集中できる環境を確保すべし／第6条　「言葉の前戯」を活用すべし／第7条　マッサージで心までほぐすべし／第8条　挿入は必須ではないと心得よ／第9条　硬い勃起にこだわるべからず／第10条「接して漏らさず」「接して入れず」を許容すべし／第11条　道具やゼリーを積極的に活用すべし／第12条　オナニーを忌避するべからず

編集協力・木村直子
本文図版作成・キンダイ

第1章　なぜ今、「射精道」が必要なのか

「射精道」の行動の源泉は、知識

「射精道」とは、陰茎を持って生まれ、性生活に陰茎を使う男性が守るべき行動規範と、陰茎を健全に保ち、長くその性行動における機能性を維持するための知恵を言語化してまとめたものです。

性の多様性が重要視される現代において、日本人男性の性にまつわる道徳観が根本的に定まっていないと感じたことと、男性の生殖器や性生活に関する正しい知識の普及が不十分であることから、機能不全に陥っているケースが非常に多いと感じたことが、「射精道」をまとめるきっかけでした。

かの森鷗外は、『ヰタ・セクスアリス』の中で、「自分は性欲の虎を馴《な》らして抑えている。(中略)只《ただ》馴らしてあるだけで、虎の怖るべき威は衰えてはいないのである」と自分自身の強い性欲を表現しました。性欲が強い男性は、性欲を上手にコントロールしなければなりませんが、それはかなり難しい……ということを意味しています。

僕自身も、思春期以降ずっと性欲の虎と対峙《たいじ》してきて、飼い慣らすことの難しさを痛感してきました。しかし、幸いにも犯罪行為に至らなかったのは、武士道に由来する道徳観・倫理観があったからだと思います。

近年はスマートフォンの急速な普及により、インターネット上に存在する膨大な性的な情報に容易にアクセスできるようになりました。その結果、性に関する道徳観や正しい知識を持たない男性たちが、容易になった他者との出会いを悪用したり、間違った性的情報を鵜呑《うの》みにして行動したりすることで、以前にはなかったようなさまざまなトラブルが表出してくるようになりました。

性行動に関する道徳観の欠如については、性犯罪や家庭内ＤＶにもつながることもあるため、問題は深刻です。性暴力は多くの場合、力で勝る男性から女性もしくは弱い男性や小児に対して発生しています。

実際に、強制性交や強制わいせつなどの性犯罪被害者の９割以上は、女性です。法務省の統計によると、強姦や強制わいせつの認知件数は緩やかな減少傾向にあります（**資料１**）。

しかし、性に関するこうした被害は、女性側が恥ずかしさから訴え出ることができないことも多いため、報告例は氷山の一角である可能性があります。自分の性欲をコントロールできず、自分の中に抑止力を持たない男性がこんなにもいるということが、日本の悲しい現状です。

こうした状況は、性行動に関する道徳観、倫理観がしっかりと教えられてこなかったこと、

資料1　強姦・強制わいせつの認知件数・被害発生率の推移

年次（平成）	強姦		強制わいせつ			
			女性		男性	
	認知件数	被害発生率	認知件数	被害発生率	認知件数	被害発生率
19年	1,766	2.7	7,464	11.4	200	0.3
20	1,590	2.4	6,954	10.6	183	0.3
21	1,415	2.2	6,612	10.1	111	0.2
22	1,293	2.0	6,905	10.5	163	0.3
23	1,193	1.8	6,767	10.3	162	0.3
24	1,266	1.9	7,144	10.9	177	0.3
25	1,409	2.2	7,446	11.4	208	0.3
26	1,250	1.9	7,186	11.0	214	0.3
27	1,167	1.8	6,596	10.1	159	0.3
28	989	1.5	5,941	9.1	247	0.4

注1　警察庁の統計及び総務省統計局の人口資料による。
　2　「被害発生率」は、人口10万人当たりの認知件数（男女別）をいう。ただし、強姦については、女性人口10万人当たりの認知件数である。
　3　一つの事件で複数の被害者がいる場合は、主たる被害者について計上している。

出所：平成29年版『犯罪白書』

もっと言えば教えるための教材すらなかったことが原因であると、僕は考えています。強い性衝動をコントロールするためのしっかりとした倫理観と、性に関する正しい知識があれば、その後の行動も大きく変わるはずです。

また、性欲をコントロールするためには、正しいマスターベーションのやり方を知り、習慣にすることが有効な手立てになります。後ほど詳しく述べますが、男性機能を健全に保つためにも、異性とのセックスを行う練習としても、マスターベーションは重要です。

ところが、マスターベーションについてもまた、正しい知識をもとに教わる機会がまったくありません。自己流の間違った方法でマスターベーションをする弊害は、決して小さくありません。

床や布団や壁などに陰茎をこすりつけるマスターベーション、通称「床《ゆか》オナ」（55ページで後述）や、陰茎を強く握ってしごくマスターベーションを長年続けたために、セックスで射精ができなくなる「腟内射精障害」となる男性が今、非常に増えています。

また、射精のタイミングをまったくコントロールせずにマスターベーションをし続けることで、早漏《そうろう》になることもあります。

性教育の現場でも、男性器の構造や機能は教えても、マスターベーションについては、まったく触れられずにスルーされていることが多いのが現状です。これもまた、性欲のコントロールができなかったり、健全な射精ができなかったりする男性たちを増やす要因になっていると考えています。

「自分自身を知る」ことが射精道の入り口

『武士道』では、知識は重んじるものではなく「重んずるのは行動である」とされています。本書で提唱する「射精道」においては、性に関する正しい知識を重要視し、その知識を十分に活用した行動を重んじることを目指しています。

武士道におけるあらゆる知識は、人生における具体的な日々の行動と合致しなければならないものと考えられていました。中国の思想家・王陽明《おうようめい》は、知識と行動を一致させることを「知行合一《ちこうごういつ》」と唱えました。

人間らしい高次な判断とそこからくる行動の源泉は、あくまで知識にあるからです。

武家に生まれた男性は、幼少の頃から「刀」の正しい扱い方や道徳観・倫理観を、武士道として厳しく教育されていました。刀を使う前に、必要な知識をもとに心の育成を叩き込まれていたのです。そしてようやく15歳で元服し、危険な凶器を往来で持ち歩くことが許されました。強力な凶器である刀を抜く時には相応の理由と覚悟が必要であり、品格と礼節をもってあたることが必要だったためです。

陰茎も同じように、健全に保つための扱い方、そして正しい使い方を知識として得ることで、心の育成とすることが必要であると、僕は考えています。それは、一言でいえば「男性として生まれた者に伴う義務」と言えるものです。「はじめに」でも触れましたが、かっこよく言えば、男性の「ノーブレス・オブリージュ」です。

刀にも陰茎にも共通していえるのは、その使い方が道徳から外れると、じつに簡単に社会規範から外れ、凶悪な無法者となってしまうということです。

また、その使い方に関する正しい知識がなかったり、使い方の練習が不十分だったりするために、いざ本番でうまく使えないという事態が起こります。陰茎や性に関する知識不足に由来するさまざまな悩み、陰茎をうまく使いこなせないことからくる悩みを抱えた患者さんたちが、日々、僕の診察室を訪れています。

こうした性の迷い人にならないために、性知識を得る第一歩として必要なのが、性自認、性指向を含めた「性的自己を知る」ことです。

まずは、本能である自分の中の「性欲」と自分自身を調和させることが重要です。

「自分の性自認なんて分かりきっているよ！」と思うかもしれません。しかし、昭和時代に生まれた男性で「普通に結婚して子どももできて……40代になってから、やっぱり自分は女性として生きていきたいということに気がついた」というようなケースも決して珍しくはありません。世間体を強く意識するあまり、自分のそうした性自認にうすうす気がついていたとしても蓋《ふた》をしてしまい、心と身体のバランスを崩してしまうケースもあります。

また、性指向についても同様です。結婚して初めて、自分が同性愛者であると気づく人もいます。

さらに多いのが、セックスに対する価値観、考え方や好みなどのすり合わせをしないまま結婚をするケースです。結婚してからセックスの頻度ややり方が合わないために夫婦関係が破綻し、離婚に至る……ということもよくある話です。もちろん、一方的に相手に自分好みのセックスのやり方を押し付けるのは論外ですが、お互いに「自分はどんなセックスがしたいのか」を話し合える関係にあることは、とても大事なことです。できれば結婚する前に、その辺のすり合わせを行っておくことが望ましいと考えています。

法的にも「婚姻を継続し難い重大な事由」の一つとして、「性的不調和」が認められている通り、結婚する二人の間においては、セックスの相性が一致するかどうかは、性格の相性と同じくらい重要な要素なのです。

性指向と性の好み（性嗜好《しこう》）を認識することは、自分がどう生きるかということに深く関わってきます。そして、それを社会や家族にカミングアウトする・しないも含めて、自分の性的なポリシーを確立しておくことも大切なことです。

僕は、この認識があいまいなまま、ほったらかしにしている人が非常に多いと、常々感じています。診療においても、「相手に求められるままセックスしている」というケースでは、こうした性自認、性指向の認識が確立されていない人がよく見られます。性に関するポリシーがないために、たやすく相手の欲求に流されてしまうのです。

男女問わず、こうした人は、性に関する話をすることをタブー視する世間の風潮や、専門家のいる相談先の乏しさによって、ますます孤立を深めてしまったり、自己流の性の発散に走ってしまうリスクを高めてしまいます。

若いうちは自分の性自認、性指向について迷いや不安があると思いますが、徐々に探り当て、認識しておくことは、自分の心身を守るためにも必要なことです。それを基盤に、自らの性自認、性指向に合わせた知識を得ること、そしてパートナーを得た時には互いの性の認識のすり合わせを行うことを、僕は推奨しています。

それぞれの年代で必要な性の知識は、第2〜5章において詳しく述べているので、そちらを参照してください。それらの知識と自分自身の中にある性自認、性指向を調和させることが、射精道における「知行同一」の実践となります。

「義」「勇」を体現するのが射精道

「義」とは、人間としての正しい道、正義を指すものであり、『武士道』において最も厳格な徳目とされ、「卑劣な行動、不正なふるまいほど忌《い》まわしいものはない」と位置づけられています。「射精道」における「義」もまた「卑劣なる行動、不正なふるまい」は最も恥ずべき行為としています。

江戸時代後期の久留米藩士であり、尊王攘夷《そんのうじょうい》の活動家だった真木保臣《まきやすおみ》は、「義は体に譬《たと》えるなら骨。骨がなければ首も正しく胴体の上につかず手も足も動かない」と言い表しました。たとえ地位やお金や学歴や才能があっても、義が喪失した状態では正しく働かせることができない、という意味です。

同じように、陰茎を使う時にも、自分の性欲に従って行動することは大切なことですが、もっと大事なことは自分の良心に従うことだと僕は考えています。先に述べたような性犯罪は論外であるのはもちろん、計画外の妊娠や性病を予防するために避妊をすることや、パートナーの身体や心を尊重する言動を伴うことが重要です。

そして、相手と同じくらい、自分の心と身体を尊重することも大切です。具体的には、臆病になり過ぎることなく、正々堂々と道理に従って相手に気持ちをぶつけ、砕《くだ》け散る時は砕け散る覚悟を持つということです。

相手の心と自分の心をともに大切にするために、潔《いさぎよ》い性愛の行動を取ることが、射精道の「義を見てせざるは勇なきなり」の体現になります。自分の頭のなかだけで性愛が成就することはありません。シンプルに言えば、真剣に恋愛することこそが、射精道における「義」ということです。砕けた時にはサッパリとあきらめて、爽《さわ》やかに立ち去り、間違ってもしつこくつきまとうことはしません。

それが「義」を貫く「勇」の実践です。良心をもって潔く相手に当たり、砕けたらすぐに立ち去ること。基本的にこれを守っていれば、性愛において大きな問題になることはないでしょう。

「義・勇・仁・礼」の喪失でセックスレス社会へ

最近は、「草食男子」という言葉が生まれるほど、男性が性的な活動に消極的になっている傾向があるといいますが、僕は性的欲求の低下というよりは、自分が傷つくことを過度に恐れているために行動に移すことができないのではないかと感じています。

同時に、セックスに至るための恋愛過程を省いてしまいがちな男性が多いこともまた、性愛の成就に至らない原因になっているとも考えています。

それがどういうことか、よく分かる調査をご紹介しましょう（36ページ・**資料2**）。

一般社団法人日本家族計画協会が２０２０年に行った、日本人のセックスの実態を調べたアンケート調査「ジャパン・セックスサーベイ２０２０」によると、20～60代男性の約８割が「セックスをしたい」と回答しています。ところが、同調査では「１年以上セックスをしていない」男性は全体の41・１％にも上りました。つまり、「したいけどできない」男性が、全体の半数以上存在しているのです。

年代が上がるほどこの傾向は高くなり、年数回程度と答えた人を合わせると、30代は51・0％と約半数、40代になると57・８％、50代で69・３％と、それぞれ６割、７割を占めています。

次に、「1年以上セックスをしていない」と答えた男性に、性交渉のない期間を尋ねたところ「平均8・7年」という回答でした。男盛りの時期にじつに約9年間も「したいのにできない」時期を過ごしているのです。

さらに「あなたがセックスをする目的は何ですか」という質問に対して、約7割の男性が「性的な快楽のため」と答えたのに対し、女性の約6割は「愛情を表現するため」と答えました。この回答からは、セックスに対する男女の価値観の違いが明らかです。これではなかなかセックスに至らない現状も無理はありません。

女性のセックスのモチベーション「愛情表現」に答えるのが「礼」

セックスに対して快楽を求めるのは決して悪いことではありません。最高に気持ちのよいセックスを体験することは、人生を非常に豊かにしてくれます。ただし、その喜びは、性のパートナーと共有できることが理想です。

武士道で尊ぶべき価値観に「仁」があります。仁とは、他者の価値観を尊重し、相手を思いやる心のことです。その心が自らの言動を謙虚にして「礼」を生みます。礼は、社会のなかで表現する「礼儀」として、さまざまな所作の型を生みました。

セックスしたいか

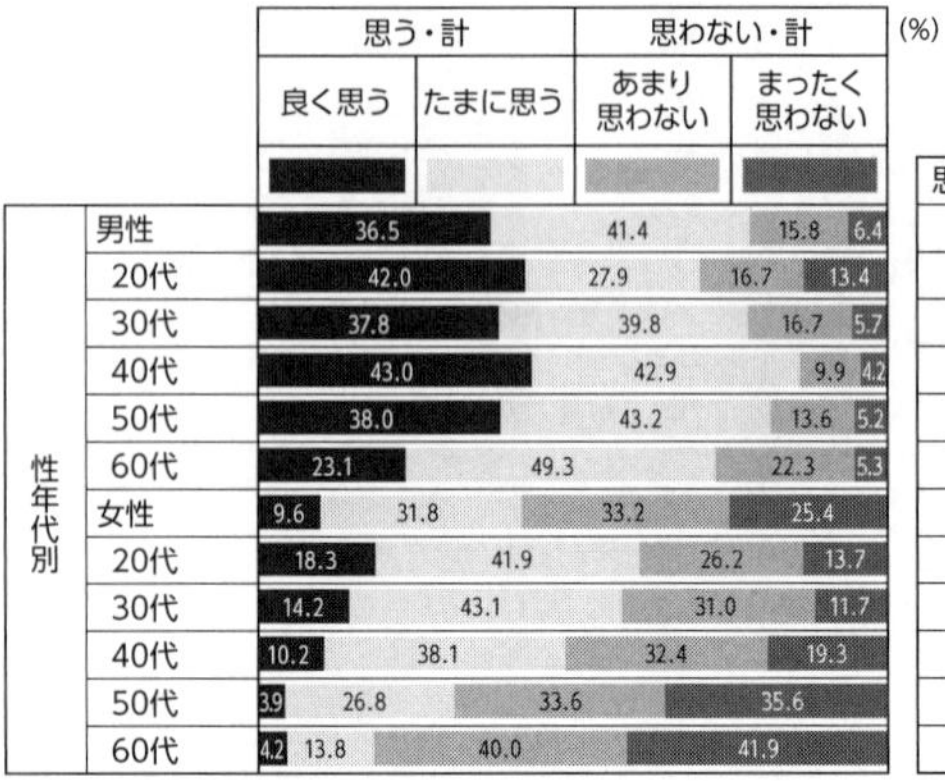

	思う・計	思わない・計
男性	77.9	22.1
20代	69.9	30.1
30代	77.6	22.4
40代	85.9	14.1
50代	81.2	18.8
60代	72.4	27.6
女性	41.4	58.6
20代	60.2	39.8
30代	57.3	42.7
40代	48.3	51.7
50代	30.8	69.2
60代	18.0	82.0

Q：セックスをしたいと思いますか

1年以内のセックス回数

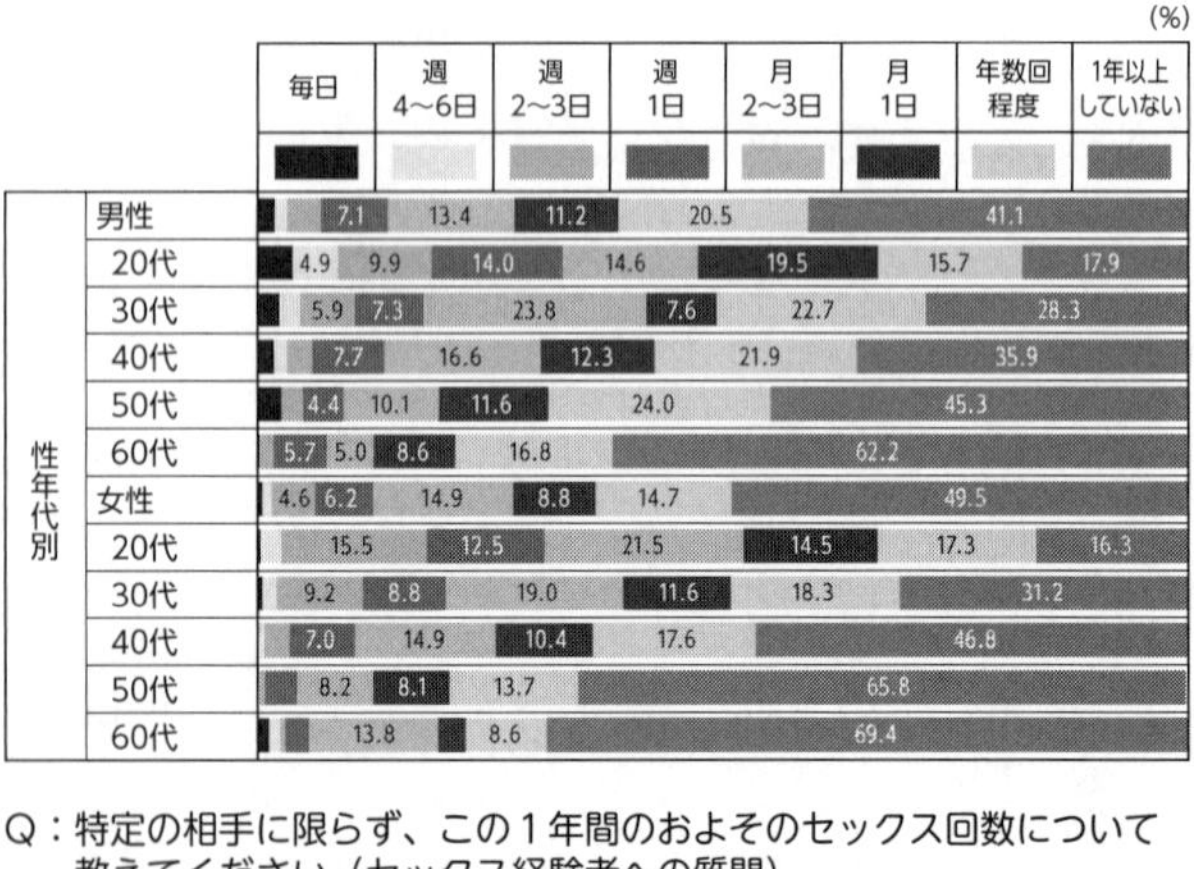

Q：特定の相手に限らず、この１年間のおよそのセックス回数について
教えてください（セックス経験者への質問）

資料2　セックスに対する男女の価値観の違い

セックスの目的

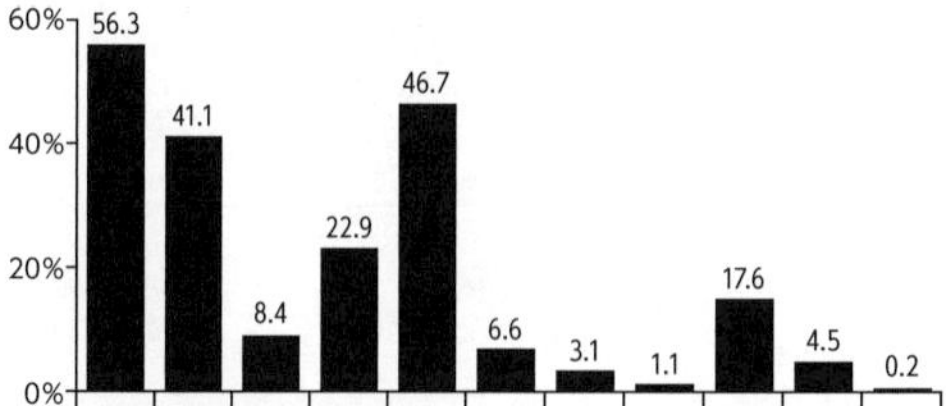

n=30以上で
■ 全体＋10pt以上
■ 全体＋5pt以上
■ 全体－5pt以下
■ 全体－10pt以下

		n=	愛情を表現するため	ふれあい（コミュニケーション）のため	安らぐから	子どもが欲しいから	性的な快楽のため	ストレスを解消するため	義務だから	相手を征服したいから	相手に求められるから	なんとなく	その他
全体		4,410	56.3	41.1	8.4	22.9	46.7	6.6	3.1	1.1	17.6	4.5	0.2
性別	男性	2,163	56.5	37.1	8.7	19.7	69.8	9.4	0.5	1.7	7.0	3.3	0.2
	女性	2,247	56.1	45.1	8.2	26.0	24.4	3.8	5.6	0.5	27.8	5.6	0.2
性年代別	男性	2,163	56.5	37.1	8.7	19.7	69.8	9.4	0.5	1.7	7.0	3.3	0.2
	20代	242	60.4	38.5	10.3	7.3	60.2	11.5	－	3.4	15.2	6.6	0.3
	30代	396	46.4	37.7	8.3	20.9	70.6	10.7	0.3	1.4	8.7	3.8	－
	40代	526	54.7	39.9	9.9	15.3	72.9	10.7	0.3	1.2	6.4	3.4	0.5
	50代	456	59.0	33.2	8.3	20.5	70.2	9.2	0.3	1.3	3.4	2.6	－
	60代	543	61.7	36.5	7.4	28.0	70.2	6.7	0.9	1.9	5.8	2.1	0.1
	女性	2,247	56.1	45.1	8.2	26.0	24.4	3.8	5.6	0.5	27.8	5.6	0.2
	20代	284	66.7	37.7	8.5	20.0	31.0	6.6	4.7	1.1	29.3	4.8	－
	30代	418	57.2	50.4	7.2	36.6	24.2	6.6	0.8	0.3	24.4	5.2	0.2
	40代	536	49.0	48.6	5.2	19.4	32.3	3.3	6.5	0.1	24.7	8.6	0.1
	50代	459	60.6	38.4	6.7	25.6	20.8	3.2	7.3	－	28.6	4.7	0.4
	60代	550	53.0	46.8	12.9	28.0	16.4	1.3	7.5	0.9	32.1	3.9	0.3

Q：あなたがセックスをする目的は何ですか（セックス経験者への質問）

出所：一般社団法人日本家族計画協会「ジャパン・セックスサーベイ2020」

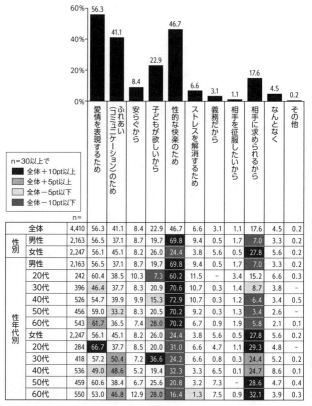

つまり、「愛情表現としての性交渉をしたい」という女性の心に「仁」と「礼」をもって答えることが、射精道の基本理念であり、同時にセックスレス解消の糸口になるはずです。

愛情を示す礼儀とは、それを示す言葉と所作です。愛情は自分の中に秘めていても相手に伝わることはありません。言葉と行動で示すことが、セックスの相手に対する仁、礼を示すことにつながります。

僕がこれまでのカウンセリングのなかで、夫を拒否する女性たちからよく聞いたのは、「昼間はむっつり黙って話もしないのに、夜になるとゴソゴソとベッドに入ってくる」というような話です。女性にとっては、日常生活のなかの言動も、セックスに至る愛撫の一つであることが分かります。

日常の中で心が通う会話もなく、キスもせず、手も握らないのに、セックスだけはしようというのは、「仁」や「礼」に欠けた行為であると考えるべきでしょう。女性にしてみれば、自分に対してそんな扱いをする相手に「愛情を表現するためのセックス」をする気になれないのは、無理もありません。

また、セックスの後に何の余韻もなく背中を向けて寝てしまう、相手が満足していないのに自分だけ射精して終わり、というのも、「仁」や「礼」に欠けた行為と言えます。射精道の精神を養い、セックスの後の腕枕がさりげなくできる、状況に応じた素敵なピロートークができる、アフターセックスを大事にできる男性になりましょう。

これは、男性に限らず、当然ながら女性にも当てはまる話です。それについては第9章の「女性と射精道」で詳しく述べます。

性愛に「コスパ」の価値観を持ち込む若者たち

また、昨今気になっているのは「恋愛や結婚はコスパが悪い」という若年層からの言葉です。セックスはしたいけれど、それまでに連絡先を聞いて、デートをして、時間をかけて口説いて……というのが面倒くさいしお金と時間の浪費、という考え方です。

これは、性愛に対して損得や打算の価値観を持ち込むことからきているように感じてなりません。つまり射精道における「義・勇・仁・礼」が存在していない証左であると感じています。

恋愛やセックスは、いわば究極の対人関係・コミュニケーションです。相手を選べばインスタントに済ますことは可能かもしれませんが、それは恋愛の本質とは遠いものです。本来の性愛は、それこそ時間をかけ、心を砕いて、セックスに至るための準備をしようとする気持ちがあってこそ豊かな営みになりうると思うのです。

一方、逆に気を使いすぎ、相手に対する礼儀が形式的なものになってしまうことがあります。あまり気分がのっていないのに相手が望んでいるからと、儀礼的な愛撫をしたり、あまり気持ちがいいと思っていないのに感じているふりをしてしまったり……といったことがそれにあたります。

そうした演技をしても、心が入っていなければ、かえって失礼にあたります。「礼」を裏付け、その中身を充実させるのは「誠」であると、新渡戸稲造は言いました。つまり、いくら相手を思いやるものであっても、嘘はつかないことが大切である、ということです。

相手に対してだけでなく、「義・勇・仁・礼」をもって自分自身の性欲に正直になるということも、同じくらい大切なことなのです。そしてそのバランス感覚、塩梅《あんばい》が大事なのです。

第2章　射精道　――思春期編――

〈思春期〉――それは「射精する技術」を獲得する時期

本章では、主に10代前半、二次性徴期前後の中高生男子にとって必要な、性の知識を中心に解説していきます。

最初にお伝えしますと、この時期の男性にとって最も重要なのは、射精する技術を獲得するためのトレーニングとなる、正しいマスターベーションを行うことです。トレーニングと表現したのは、本番のための練習であるからです。本番というのは、つまり相手のいるセックスのことです。

僕は中高生男子たちへの性教育に関わりはじめてから約20年間、一貫して生徒たちへマスターベーションを勧めてきました。この時期にマスターベーションで射精する技術を獲得しておくことは、のちに迎える本番のセックスをスムーズに行うために必要であり、他にも、過剰な性欲をうまく発散させたり、ストレス解消ができたりといった、さまざまなメリットがあるからです。何よりも、射精をする自分を肯定的に受け入れるための行為、それがマスターベーションです。

射精とは、性的な刺激に対する反射として尿道から精液が放出されることです。思春期に二次性徴を迎えた多くの男性は精通（初めての射精）を経験します。

資料3　精通と初経の推移

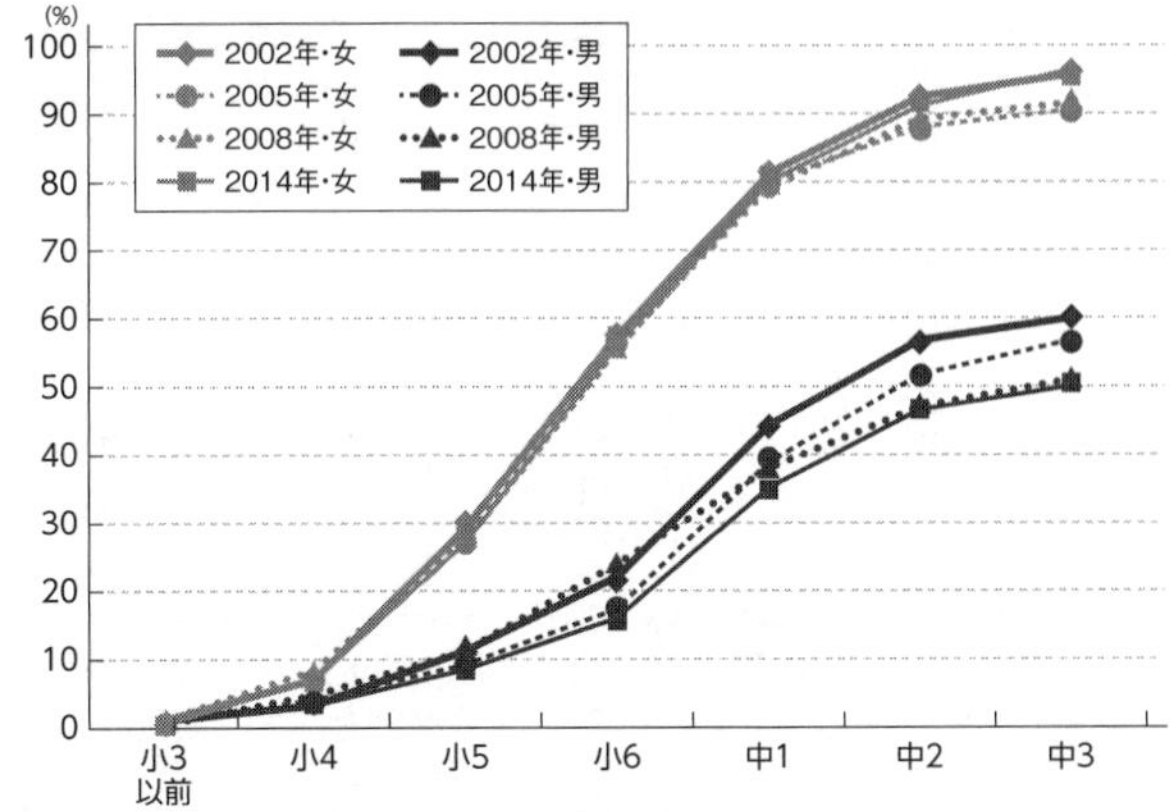

出所：日本性教育協会「児童・生徒の性に関する調査」(2014年)

日本性教育協会が２０１４年に行った「児童・生徒の性に関する調査」によると、中学3年生までに約半数、早い子で10歳頃に精通を経験しています。グラフの通り、同調査は02年、05年、08年にも行われていますが、徐々に精通を迎える年齢が遅くなっており、男子の性の成熟の遅れが見て取れます（**資料3**）。

寝ている間に射精する夢精で精通を迎える人もいれば、マスターベーションによって初めての射精を経験する人もいるでしょう。

精通は、つまり男性の性生活の始まりを意味します。これから人生の中で幾度となく射精をしていくことになりますが、自分で意識して射精をすることや、思い通りに射精することは、じつは決して簡単なことではありません。

その証拠に、近年、射精が思うようにできないために、子どもを作ることができない男性が増えています。そして、その多くの場合、射精の経験不足や、射精する技術を習得していないことが原因です。

ですから、初めての射精を経験した時から、大人になってから射精できなくて困ることがないように、しっかりとトレーニングをして、射精の基本技術を身につけておくことが大切です。

もちろん、射精の基本技術を学ぶことは、思春期の男性だけではなく、射精初心者、射精を思うようにできないすべての男性のために役立ちます。青年期、壮年期にあって、射精のコントロールがうまくいかない場合には、ぜひ、この「思春期編」を参考にしてください。いくつになっても遅すぎるということはありません。今日から始めていきましょう。

思春期における射精道の教えは次の通りです。射精道の教えの中では、分かりやすくするためにマスターベーションを「オナニー」と呼ぶことにします。

順に解説していきましょう。

思春期における「射精道」

第1条　オナニーを基本とする

第2条　セックスは「心・技・体」が伴うまで行うべからず

第3条　他人に迷惑をかけるべからず

第4条　一人になれる空間を確保すべし

第5条　勃起した陰茎を軽く握り、亀頭部を刺激するようにしごくべし

第6条　汚い手で行うべからず

第7条　陰茎を布団や壁にこすりつけるオナニー（床オナ）はしないほうがよい

第8条　必ず勃起した状態で射精すべし

第9条　３回我慢してから４回目に発射すべし

第10条　出てくる精液はティッシュで受け止めるべし

第11条　オナニーは一日に何回してもよし

第12条　気持ちのいいオナニーを追求すべし

第13条　射精を自在にコントロールできるようになることを目標とすべし

第14条　強い刺激のネタばかりを続けるべからず

第15条　時々、空想オナニーを行うべし

第16条　セックスしたいと思っても、まずオナニーすべし（冷静になれる）

第1条　オナニーを基本とする

射精道で最も大切なことであり、基本の基となるのは、自分自身で射精をする訓練をすること。すなわち「オナニーをすること」です。

射精とは、つまり「精液を出す」ということですが、精液をうまく出すにはコツがいります。うまく出すということは「たまっている精液を気持ちよく射出すること」です。

おじさんはよくものごとを野球にたとえますが、オナニーによる射精は、野球でいえば素振りです。うまくバットコントロールができなければヒットを打てないように、陰茎をうまく刺激したり、コントロールできなければ、気持ちのよい射精はできません。

つまり、オナニーは、セックスという本番に向けた練習であると考えてください。セックスのためにオナニーをするわけですから、ただ気持ちよく出すことばかりやっていては、本番に至る実力は養われないということです。

常に、射精をコントロールする意識をもってオナニーをすることが大切です。「快感＋コントロール」を常とすることが重要であり、「快感」のみのオナニーだけをずっと行っていると、本番のセックスで失敗するようになります。

自分自身の思春期を振り返ってみても、オナニーを始めた頃は、いつ射精するか予測できず、思いもよらない時に勝手に精液が出てしまったり、タイミングがずれて精液があまり出なかったりしたものです。自分の思い通りに射精できるようになるまで、半年以上かかりました。

うまく射精するには、オナニーという「練習」を繰り返し、コツをつかむことが必要であると考えてください。

そのコツは、走り幅跳びに似ています。走り幅跳びは助走から始め、その勢いを溜めてタイミングよく踏み切ることで、遠くに跳べるようになります。同じように、射精はペニスの刺激から始めて、射精が近づいてきてもできるだけ我慢して、タイミングよく我慢を解放すると、気持ちよく精液を出すことができます。タイミングがずれると、少ししか精液が出なかったり、精液が出ない〝空撃ち〟のような感じになったりしてしまうのです。

いわゆる「気持ちのいい射精」は、ビュッと勢いよく遠くまで精液が飛ぶような射精です。昔、寮生活をしている男子学生が皆で飛ばしっこをして、一番遠くまで飛ばせたやつが勝ち、みたいなことをやっていたなんて話も聞いたことがありますが、これはオナニーの訓練という意味で、じつはとても理にかなっています。

挿入に至る前に射精してしまう、もしくは挿入したとたんに射精してしまう、いわゆる

「早漏」に悩む患者さんには、「出したくなったら我慢せず即出す」というオナニーをしてきたケースが多くみられます。これでは、セックスのトレーニングになりません。

練習であるオナニーがまともにできない人が、本番であるセックスをしてもうまくいくはずがないのです。ある程度、自分の意思で射精をコントロールできるようになってから、セックスをすることが理想です。

第2条　セックスは「心・技・体」が伴うまで行うべからず

ここでいう「心・技・体」の「心」は、セックスをするのに十分な知識と一般常識とコミュニケーション能力を備えているか、ということです。第1章の射精道でいう「知行合一」「義・勇・仁・礼」が備わっていることが、重要なのです。

「心」は、正しい避妊や性感染症予防といった性の知識をベースに、セックスのパートナーと1対1でのコミュニケーションが問題なくできる能力があるかどうか、自分の欲望を満たすことに走らず、相手を尊重した大人の対応ができるかどうか、他人に迷惑をかけないことを実践できるかどうかです。

「技」とはずばり、射精の技術です。**第1条**で説明した通り、オナニーできちんと練習して、射精をコントロールできるようになって初めて、本番に臨める準備ができたということになります。

「体」は、完全に大人の身体になってから、という意味です。早ければ小学校高学年から二次性徴が始まり、中高生で大人の身体へと変わります。そういう意味では、「心・技・体」のなかでは最初に整う条件といえるため、「体」だけでいえば「思春期でセックスしてもいい」ということになってしまいます。しかし、僕は身長の伸びが止まる18歳くらいが「大人の身体」の完成時期であると想定しています。

この「心・技・体」の3つが十分に備わっていない場合には、いい年をした大人でもセックスをしないほうがいいともいえます。逆に、未成年でもしっかりと身についていれば、「セックスをするにふさわしい大人の男」といっていいでしょう。

「セックスで射精の練習をしてみた」という話を聞くこともありますが、これは非常に危険な行為といえます。凶器である刀の振り方もまだ分かってないのに、戦場に出かけるようなもので、自分自身が痛い目にあうか、セックス相手の心身を損なうような多大な迷惑をかけるのは想像に難くありません。

自分でコツコツと練習した上でセックスをするのが基本であり、相手を尊重することにつながります。射精道の「守るべき道」であると考えてください。

第3条　他人に迷惑をかけるべからず

混雑した電車のなかで、自分の精液を女性の身体や衣服、持ち物にかけるなどの迷惑行為があったと、時々、報道されています。公衆の面前で脱いだり、オナニーを始めたり、無理やり性行為を迫ったりというのも、当然のことながら、厳に慎むべき犯罪です。

これらの例は極端ですが、射精をするにあたって他人に迷惑をかけないようにする心がけは大切です。精液をまき散らして周囲を汚したり、精液を受け止めたティッシュを捨てずに放置したりしないことは、当たり前のマナーです。

家庭内でも、処理した後のティッシュを家族が目にしたり、始末させたりするようなことがないように、自分でゴミ袋にまとめておくなどの配慮は欠かせません。

一方で、「学校やアルバイト先の女子を見るだけで、ムラムラしてしまい、家に帰ってからその子を思い出してオナニーをした」というケースはどうでしょうか。こうしたケースで罪悪感を持つ男子から相談を受けることがありますが、僕は「他人に迷惑をかけていないのであればまったく問題ない」と伝えています。むしろ、抑制し過ぎたことから、いきなり襲ってしまう方がよほど問題であり危険なことです。

イメージすること自体は自由であり、「こんなことやあんなことをしたい」と空想（妄想）することは、悪いことではありません。むしろ、性的に興奮する情景を目に焼きつけておいて、家に帰ってから思い出してオナニーをするというのは、オナニーの基本中の基本です。また、後ほど（本章**第15条**）触れますが、頭のなかでイメージを膨《ふく》らませてオナニーやセックスをすることは、性的なメンタルをトレーニングする上でメリットがあり、セックスの本質でもあります。

ムラムラして（性欲が湧いて）しまうこと自体は男性として非常に自然なことであり、それを止めることは不可能です。ですから、自分の性欲を認識した上で、それをうまく制御することが大切なのです。そのひとつの方法として、オナニーをするのは有効な手段といえます。

ただし、オナニーの時に見るアダルト動画やエロ本（ヌードやセックスシーンの写真が載った雑誌）を人前で見たり、他の人に見せたりすることは、立派な迷惑行為です。世の中には、それらのアダルト動画や画像を目にすることで不快な思いをする人もいます。そのため、同居する家族や来訪者などに見つからない場所に保管する配慮も必要です。

ただし、人目につかないようこっそりと個人で楽しむ分には、まったく問題ありません。

第4条　一人になれる空間を確保すべし

安心して射精するため、安心してオナニーするためには、一人になれる環境が必要です。というのも、勃起している時の男性の精神は、攻撃的な興奮状態にあると思われがちですが、じつはその真逆だからです。勃起を得るためには、精神的にリラックスしていることが大前提です。

人間の自律神経には、「交感神経」と「副交感神経」の2種類があります。仕事中やハードな運動をしている時は、身体の活動を高めるために心拍数を増やしたり、血管を収縮させたりする交感神経が優位になります。逆に、リラックスしている時には、心拍数を抑制し、血管を拡張させる副交感神経が優位になります。

緊張感のある戦いの最中に勃起をしていては、邪魔になるばかりです。性的な興奮はしていても、精神的にはリラックスできる環境でないと、本来、勃起はできないのです。

特に、妄想しながらオナニーするためには、そのイメージの中に入り込める、他に気が散らない環境が必要です。

とはいえ、住宅事情の悪い日本の都市部では、子どもの一人部屋がないケースも多いことでしょう。その場合には、僕はお手洗いやお風呂場でのオナニーを勧めています。ほとんどの場合、カギがかかる空間でしょうから、誰も入ってこないという安心感が得られます。家族が寝静まった時に、布団の中でこっそりとする人も多いようです。

また、家族が出払ったタイミングがあれば、またとないチャンスです。他のことは後回しにして、オナニーをする機会にあてるとよいでしょう。

第5条　勃起した陰茎を軽く握り、亀頭部を刺激するようにしごくべし

手でオナニーをする際には、「握る強さ」と「刺激をする場所」という2つのポイントを押さえましょう。標準的なオナニーのやり方としては、勃起した陰茎を軽く握り、亀頭部を刺激するように、上下に手を動かします。

この手を使ったオナニーは、先にお伝えした通り、自分一人でできるセックスの疑似体験です。実際のセックスでは、陰茎を腟内に挿入して前後に動かすことにより、陰茎全体が粘膜に包まれた形で刺激を受けます。つまり、陰茎を筒状のものに入れて、全体が包まれた形で刺激をされることで、実際のセックスの時の状態に近づけることができるわけです。

ここで重要なのが、あくまで握りは軽くすること。決して、強く握りすぎてはいけません。実際のセックスの時に腟から受ける刺激を超えるほど強く握ってしまうことがないようにしてください。強く握ってしごくのが癖になると、強い刺激でしか射精ができなくなってしまいます。

射精までに時間がかかり過ぎる「遅漏《ちろう》」や、重度の遅漏である「腟内射精障害」になってしまうと、実際のセックスでは感じない、射精できない、ということになります。現在、男性不妊外来の患者さんのうち、半数近くにこの腟内射精障害が見られます。

腟内射精障害については、第6章で詳しく述べます。

第6条　汚い手で行うべからず

コロナ禍も3年目に突入し、衛生観念がかなり改善され、自宅に帰ってきたら手洗いすることがすっかり常識として定着しました。僕はオナニーをする時にも、事前に手洗いをすることを推奨しています。というのも、僕の診察室では、汚れた手で強くこすったりすることで、亀頭や包皮部分に炎症を起こしてしまった患者さんたちが日々、訪れてくるからです。

トイレの後だけでなく、パソコンやスマホを触ったり、公共の場で手すりや取っ手に触れたりした後には、細菌や、皮膚によくない物質などの汚れが手にたくさん残っていることがあります。特に「指先」が顕著で、次に「手の甲」「指の間」「手の平」の順に、付着する汚れの量は多くなります。

一方、亀頭は非常に薄い皮膚で覆われているために、汚れに対して脆弱《ぜいじゃく》で、細菌感染もしやすい構造になっています。そこを細菌や汚れだらけの手でガシガシとこすり上げれば、当然ながらトラブルを起こしやすくなってしまいます。

手をアルコール消毒までする必要はありませんが、オナニーの前に石鹸で手を洗うか、お風呂上がりにオナニーをすることをお勧めします。

また、セルフプレジャー（オナニー）グッズとして販売されているローションなどを使ってオナニーをした時にも、事後はきちんと洗い流してください。

第7条　陰茎を布団や壁にこすりつけるオナニー（床オナ）はしない方がよい

布団や壁などに陰茎をこすりつけて射精に至るオナニーを、通称「床オナ」といいます。獨協医科大学埼玉医療センター（当時、現・プライベートケアクリニック東京　東京院院長）の小堀善友《こぼりよしとも》先生が名づけたこの「床オナ」が習慣となって、それでしか射精ができなくなると、将来セックスの時に射精できない「膣内射精障害」の原因となります。

なぜなら、床オナで受ける床に押し付ける際の刺激は、実際のセックスの際に膣へ挿入して受ける刺激とはかなり異なるためです。床オナでいつも射精をしているために、膣への挿入では快感を得られなくなり「セックスしても気持ちがよくない」ということになってしまうのです。

これは、**第5条**の強すぎる握りに慣れてしまったために遅漏になるケースと、同じプロセスです。強い刺激や、実際のセックスと異なる形での刺激で気持ちよくなるというオナニーは、避けたほうがよいということです。

第8条　必ず勃起した状態で射精すべし

通常、男子が射精をする時の陰茎は、勃起をしています。大多数の男子は勃起している時にしか射精したことがないと思います。

そもそも「勃起しないで射精できるのか」と思うかもしれませんが、実際には可能です。その典型例が、先に述べた床オナをしている人たち（床オナニスト）の射精です。

床オナニストの多くは（ほとんどすべてかもしれません）、半勃起もしくは勃起していない状態で射精しています。

床オナニストは、亀頭を何かに擦り付けた時に感じる気持ちよさを持続させることによって快感を得、射精しています。亀頭の気持ちのよい感覚は、完全に勃起すると鈍《にぶ》くなってしまい、気持ちよさが減ります。じつは、一番亀頭が敏感になるのは、「これから勃《た》ちますよ」という、いわゆる半勃起の時なのです。

つまり、「床オナ」をする人にとっては、床にこすりつけながら半勃起の状態を維持することが気持ちがよく、そのまま射精をすることが習慣になってしまっているわけです。そのため、床オナをしている人の大半は、勃起していない状態で射精しているのです。

ところが、半勃起状態で射精するクセがつくと、今度は完全に勃起した状態では射精ができなくなります。当然ながら、半勃起では膣への挿入が困難になるため、セックスができなくなります。しかも、半勃起で射精する習慣のある人は、「完全に勃起させると気持ちよくない」「膣の中では全然感じません……」となってしまいます。これが問題なのです。

僕自身も、性に目覚めた頃は、うつ伏せになるとすぐ股間が気持ちよくなって勃起したものですから、床オナをしたくなる気持ちは分からなくもありません。しかし、オナニーはあくまで本番（セックス）に至るまでのトレーニングです。本番ができなくなるような方法で行っていては、本末転倒です。

そのため、完全に勃起した状態で射精をする習慣を作ってください。

第9条　3回我慢してから4回目に発射すべし

通常、1回の射精で出る精液の量は1・5㎖以上が正常とされています。

射精と射精の間隔が1日以上あいていて、射精しそうになってから射精するまでの時間が長く、精液を出すタイミングがバッチリ合った時、より多くの精液が出ることが実感できると思います。

おしっこやおならが出るのを我慢して止めるように、「あともう少しで射精する」状態になった時、肛門を締めるようにすると、射精をある程度止めることができます。

ところが、この時にまったくブレーキをかけず（我慢せず）に射精すると、出る精液の量は少なくなります。また、我慢するタイミングがずれることで少しだけ出てしまったり、中途半端に出たりします。また、射精するタイミングがずれても、思うように精液が出ないことがあります。

僕はこの状況を、輪ゴムを飛ばそうとする時にたとえています。指に輪ゴムをひっかけて飛ばす時、引っ張る力が少ないと輪ゴムはあまり飛びません。逆に、輪ゴムをギリギリまで引っ張ってからパッと手を放すと、ビューンと遠くまで飛びます。

射精も同じです。出そうになっても頑張ってある程度我慢してからドバッと出す。それが量も勢いもある、気持ちのよい射精になります。逆に、我慢しないであっさり射精すると、精液の量も少なく、勢いもなく、射精に伴う気持ちよさも半減してしまいます。

よい射精を習慣にするための目安は、「出そうになるのを3回我慢して、4回目で出す」というものです。これを目標にオナニーで射精の練習をすることをお勧めします。

早漏を改善するトレーニングとしても効果的です。

第10条　出てくる精液はティッシュで受け止めるべし

当然のことですが、オナニーで出す精液は、辺りにまき散らしてはいけません。カーペットなどに付着するとネバネバして取りにくくなる上、特有のニオイがついてしまうため、後始末が大変になります。事前に手元にティッシュを用意し、射精する際にはティッシュでもれなく受け止めるようにしましょう。

ただ、毎日オナニーする人、頻繁にオナニーする人は、あっという間にゴミ箱がいっぱいになってしまうという問題があります。ティッシュでごみ箱がいっぱいになっているのを、親や兄弟に見られたくない人もいるでしょう。僕にも心当たりがあります。幸いなことに僕の思春期時代の家は古い家で、お風呂が五右衛門風呂でした。今ではほとんど見られない釜形のお風呂で、下から火を焚《た》いて水を温めていました。そこで、僕は風呂焚きの手伝いを率先して買って出て、大量のティッシュを燃やすことができました（見つかると都合の悪いテストやプリントなども一緒に……）。

今はそういうことができないので、どうすればよいか。ティッシュの代わりにトイレットペーパーを使えば、ある程度の量ならばトイレに流すことができます。誰にも気づかれずに証拠隠滅できるので、お勧めです。

お風呂場で行った場合には、そのままシャワーで流してしまうことができるので、後始末がラクになります。

第11条　オナニーは一日に何回してもよし

思春期の男性からよく相談を受けるのが、「一日中オナニーをしてしまって困る」という悩みです。

結論から言うと、オナニーは一日に何回してもかまいません。ひと昔前には「やり過ぎると頭が悪くなる」などと言われたことがありましたが、これはなんの根拠もない間違いです。心にも身体にもまったく悪影響はありません。しいて言えば、時間と体力を多少使うということくらいでしょうか。

逆に、一日に何回オナニーできるのでしょうか。僕自身は、24時間で7回、射精をしたことがあります。

学生の頃、山のような宿題を抱えているのにオナニーがしたくなってたまらなくなったことがありました。一度オナニーをしたら冷静になったので再び机に向かいましたが、またすぐにしたくなり……というのを一日中繰り返していたら、結果として、7回していました。

7回もオナニーをすると、最後は精液が出なくなりました。そして、最初の衝動ほど強くオナニーがしたいと思わなくなるという発見もありました。

1回射精すれば、だいたい1時間くらいは反応しない（したいと思わない）時間ができます。これを一般に「賢者タイム（男子が射精した後に訪れる、気《け》だるさや虚無感が続く時間）」といいます。勉強しなければならないのなら、この時にすればよいのです。

ちなみに、「テクノブレイク（オナニーをしすぎて死ぬこと）」も単なる迷信ですので、安心してオナニーをしてください。

第12条　気持ちのいいオナニーを追求すべし

セックスという本番に向けてのトレーニングとはいえ、オナニーは基本、楽しむべき行為です。オナニーをやりはじめの頃は、背徳感や罪の意識（罪悪感）を感じる人も少なくないですが、気にせずオナニーをし続けてください。

性欲に身を委《ゆだ》ねて行うオナニーは、動物である人間のごく自然な行為であり、誰からも非難されるようなことではありません。行為の最中は気持ちがよいですし、行為の後もすっきりとした満足感が得られるので、基本的にメリットしかありません（個人的な感想です）。

第8条、**第9条**で説明したように、勃起した状態を保ちながら、ある程度射精感を我慢した後にたくさんの精液が出るような射精が、最も強いオルガズムを伴う、気持ちのいい射精です。

気持ちのいい射精ができるようになるためには、日々の訓練（オナニー）が必要です。毎回、気持ちのいい射精ができるように意識しながら、練習に励んでください。

第13条　射精を自在にコントロールできるようになることを目標とすべし

大人になってセックスをするようになると、いろいろな場面に遭遇します。

相手によって「早くイって（射精して）ほしい」とか、「まだイって（射精して）はいけない」とか、いろいろあるわけです。そういうさまざまな状況に対応できるようになるためには、射精しないで我慢することも含めて、ある程度自分で射精のタイミングをコントロールできるようになっておく必要があります。

それには、ただひたすら本番を想定した練習あるのみです。「射精は一日にしてならず」です。大人になって「セックスの時に射精を自在にコントロールができます」と自信を持って言える、素敵な男性を目指しましょう。

第14条　強い刺激のネタばかりを続けるべからず

オナニーをする時、ほとんどの男子はアダルト動画などを見ながら行っていることと思います。本項でいう「強い刺激」とは、ずばり、アダルト動画のことを指します。

ここで注意したいのは、本来アダルト動画は、18歳未満の男子が見てはいけないものだということです。

アダルト動画は、「これは現実ではなく、ファンタジーである」という分別のある大人のためのものです。ファンタジーな内容を真に受けて、現実の女性に当てはめようとすることで、大きなトラブルになることも少なくありません。ですから、あらゆる意味で未成熟な18歳未満の視聴が禁じられているのです。

しかし、現実問題として18歳未満でも簡単に視聴できてしまうのが、現在のインターネット社会です。そのため、ここでは青少年も日常的にオナニーの時にアダルト動画を見ているものとして、話を進めます。

近年、性欲低下や勃起障害（ＥＤ）を訴える若者の割合が増加していることが、世界中で問題になっています。そして、アダルト動画の過度な視聴が、その原因であると考えられているのです（＊1）（＊2）（＊3）（＊4）。

動画をオナニーの「おかず」にする場合、アイドルのイメージビデオのような、水着だけの刺激の少ないものであれば、さほど問題はありません。しかし、とても官能的で刺激の強いアダルト動画ばかり見ていると、強い刺激の動画でしか性的興奮を覚えなくなってしまいます。そのため、可能な限り、刺激の強いものと弱いものを織り交ぜて見ることを、僕は推奨しています。

資料4　「おかずローテーション」イメージ図

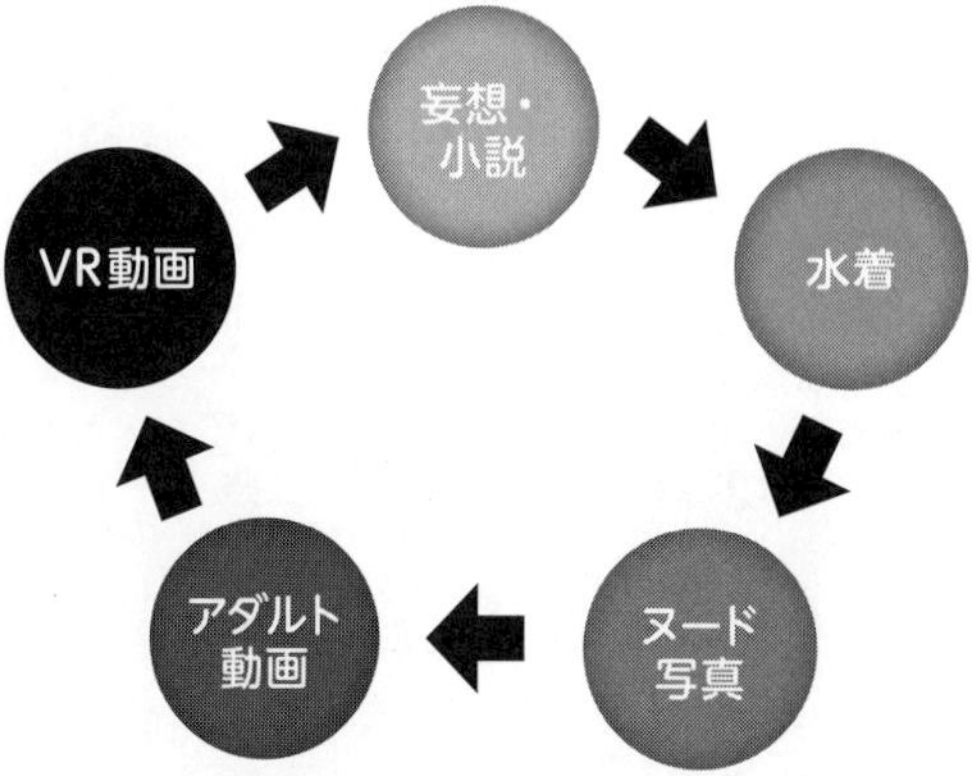

低刺激なものから、中・高刺激のものを入り混ぜてローテーションすることで、勃起障害や性欲低下を防止し、健全な性欲を保つことができる。

僕が具体的に勧めている方法が「おかずローテーション」です。弱い刺激のおかずから強い刺激のおかず、強い刺激のおかずから弱い刺激のおかずへとローテーションしていくのです（**資料4**）。日替わり定食みたいなものです。

要は、弱い刺激でも射精ができる状態を維持することが大切です。

最近は、バーチャルリアリティ（VR）のアダルトものも出てきていますが、じつにリアルで非常に強い刺激になると、僕は危惧しています。これにどっぷりはまってしまったら、生身の人はいらない、リアルワールドは面倒くさいという風になってしまいかねないので要注意です。

また、アニメのアダルト動画をおかずにすることも要注意です。アニメに登場する女性は、異様におっぱいが大きかったり、体毛がまったくなかったりするなど、生身の人間とは大きく異なる描写がされています。まさしく、ファンタジーの最たるものです。

これに慣れてしまうと、生身の人間に興味がなくなってしまい、実際の女性を性の対象にできなくなってしまう危険性があります。

僕も一時期、Hなアニメにはまったことがあります。その中毒性は強烈で、一日に何度もオナニーをしたくなり、小遣いを全部Hなアニメ本の購入にあてたこともあります。

そんなある時、同好の士である友人と「現実の世界で恋愛するのってけっこう面倒くさい」という話で盛り上がったことがありました。その時は、「思い通りのエロに浸《ひた》れるアニメ最高！」なんて思っていたのですが、後から冷静になり、本気で現実の世界から逃避しかけている自分のヤバさに気づいたのです。

そして、Hなアニメと今後の現実世界での恋愛を天秤にかけた結果、Hなアニメをすべて処分するという決断を下したのでした。

基本的に妄想するのは自由ですが、小児性愛、覗《のぞ》き、痴漢、強姦などは、現実世界では他人に迷惑をかける上、完全な犯罪行為です。もちろん、そういった分野の動画はファンタジーなので、視聴すること自体は犯罪ではありません。ところが、こうした動画を見慣れてしまうと、何となく大したことじゃないような、普通の性行動のように感じる感覚に陥る危険性もあります。

そのため、性的経験が浅く、道徳観が未熟な若年層の男性の場合は、興味本位でこのたぐいの動画を見ることは避けたほうがよいと僕は考えています。君子危うきに近寄らず、です。

第15条　時々、空想オナニーを行うべし

先に述べた「おかずローテーション」の中で、一番弱い刺激になるのが「空想オナニー」です。偉大なる性科学者H・S・カプランは、その著書『ニュー・セックス・セラピー』の中で、「性は摩擦と空想から構成されている」と述べています(＊5)。これは空想することが、性行動（セックス）において重要であるということを示しています。

実際のセックスの時は、動画のようなおかずがない状態で行います。もちろん、実際は相手がいる状態ですが、普段強い刺激のおかずばかりでオナニーをしていると、目の前の相手では性的に興奮できない……なんてことが起こりえます。

たとえば、アダルトもののアニメでいつもオナニーをしている人は、目の前の女性の体毛

を目にしたり、体臭が気になったりしたとたん、冷めてしまう……ということもあるでしょう。

一方で、実際のセックスを想像してする空想オナニーであれば、本番に向けての練習として理想的です。付き合ったばかりの相手を想定してすれば、初めてのベッドインに向けてのよいイメージトレーニングにもなるでしょう。相手の気持ちを考えながら、嫌がりそうなことは避けようとか、こうしたら喜んでもらえるかな……など、想像しながらするのも楽しいものです。

完全に空想のみでオナニーをするのが難しい場合は、官能小説を利用するのもお勧めです。文章から性的な場面を自分の頭のなかに思い浮かべながらオナニーをする……この空想、妄想が、将来セックスをする上で大事なのです。その理由については、第3章で解説します。

今は刺激の強い無料動画がたくさんあり、空想オナニーは難しいと感じるかもしれません。でも、普段からある程度、性的に飢えた状態を保つことが、健全な性生活には必要なことなのです。

第16条　セックスしたいと思っても、まずオナニーすべし（冷静になれる）

多くの中高生は強い性欲に押し流されて、ついつい相手や周囲への配慮を忘れ、暴走してしまうことがあります。その結果、してはいけない過ちを犯したり、相手を傷つけてしまったりすることも少なくありません。

その防止のためにも、僕は中高生の男子生徒たちにはどんどんオナニーをすることを推奨しています。一度射精をすると、先に述べた「賢者タイム」が訪れるので、冷静さを取り戻すことができます。相手のことを思いやることができなくなるくらい性欲が溜まってしまっている時は、まず、自分自身で性欲を処理して落ち着こうということです。

特にこの時期に初めての彼女ができたりすると、セックスのことで頭がいっぱいになってしまい、相手への配慮ができなくなりがちです。はじめてデートをする時には、事前にオナニーをしておくと、性欲による暴走を予防できるでしょう。

これは中高生に限らず、大人になってからも有効です。ハニートラップや風俗店の呼び込みなど、怪しい誘惑に乗ってしまいそうな時にも、定期的に性欲を処理していれば冷静な判断ができるでしょう。

第3章　射精道　――青年期編――

本番を迎えるにあたって

第2章の「思春期編」では、性に目覚め、射精することを覚えはじめた人たち、思春期を過ぎても射精のコントロールが難しいと感じている人たちを対象に、オナニーをする際に気をつけるべきことを中心に、解説してきました。

第3章の「青年期編」では、オナニーだけではなく、いよいよパートナーができてセックスをするようになった時の心構えや気をつけるべき点について、解説していきます。

青年期の射精道の教えは次の通りです。

順に解説していきましょう。

第1条　和姦をもって貴しとなす

本当に当たり前のことなので、一番初めの教えとしました。

「和姦《わかん》」とは、双方同意の上で、セックス、またはペッティング（前戯、愛撫）などの性的行為を行うことです。異性間であろうと同性間であろうと関係なく、双方の合意に基づいて行われるセックスや、オーラルセックスなどのすべての性行為を含みます。

つまり、あらゆるすべての性的行為は、双方の同意、合意が大前提で存在しなければなら

青年期の射精道

第１条　和姦をもって貴しとなす
第２条　男女の性器の構造と性反応を熟知すべし
第３条　知識は経験を補うと心得よ
第４条　コンドームは常備携帯せよ
第５条　コンドームの使用法を熟知すべし
第６条　アダルト動画はファンタジーにて教科書とするべからず
第７条　気心が許し合える間柄になってからセックスを行うのが望ましい
第８条　前戯に重点を置くべし
第９条　相手を思いやり、いつでも中断できるゆとりを持つべし
第10条　常に相手の反応に気を配り、対応に注意せよ
第11条　セックスにも相性があると心得よ
第12条　二人同時のオルガズムを目指してみよう
第13条　余韻を大事にすべし
第14条　セックスをする時は毎回相手の同意が必要と心得よ
第15条　暴力を振るう男はセックスをする資格なし
第16条　常に「心・技・体」の充実を図るべし

ないということです。

10～20代の男性の多くは、しばしば強い性衝動が起こります。日常的に性的渇望がみなぎっている時期です。この時期の男性（時には女性も含みます）は、性的空想を抱き、性的な夢を見、性のパートナーを探すことに奔走します。ターゲットが見つかれば、どうにかして相手を口説き、なんとかお持ち帰りしようと必死になる人も少なからずいるでしょう。それは繁殖期の動物としてごく当たり前の衝動です。

ここで言っておきたいことは、セックスには種類が2つあるということです。一つは、愛し合う二人が行うセックス。もう一つは、愛情の有無に関係なく、性欲などを満たすために行うセックスです。

この違いを意識している場合もあれば、まったく自覚も意識もせずに行動している場合もあります。そして、双方に性欲もしくは愛情のどちらかがあれば、二人がセックスをする可能性があります。

自分にも相手にもセックスをしたいという意思がある場合、これは和姦と考えて問題ないと思います。また、相手にセックスをしたいという意思がなかったとしても、こちらの愛情やセックスをしたいという意思にほだされて、セックスをしてしまうこともあります。逆に、相手の愛情やセックスをしたいという意思にほだされて、セックスをする気はなかったのに相手のことが好きだから気乗りしないままセックスをしてしまう……ということもあるでしょう。

ここまでは、双方の合意のもとに行われる性行為と考えてよいでしょう。

問題は、自分にセックスをしたいという意思があるのに、相手には愛情もセックスをしたいという意思もない場合です。この場合、強引にセックスをすれば、当然ながら和姦ではなく、強姦になります。「強制性交等罪」という犯罪になり、決して許される行為ではありません。埼玉県新座市の開業助産師である櫻井裕子《さくらいゆうこ》さんの言葉を借りれば、「イヤよイヤよはマジでイヤ！」だということです。

一昔前は「イヤよイヤよも好きのうち」などという言葉があり、口では拒否しているけれど本当は相手も期待しているんだという、何とも都合のよい解釈をする人もいました。現代においても、性暴力に関するニュースで「合意だった」と加害者が主張しているという報道を目にすることがあります。

しかし、加害者の頭の中で合意だったとしても、相手にとっては「合意なんてとんでもない」というケースは十分ありうるのです。膣が濡れていたとしても合意しているとは限りません。性的に興奮していなくても勃起することがあるのと同じです。ここはとても大事なので、勘違いしないための対策は**第10条**を参考にしてください。

同様の議論に「部屋に来ることに合意したらセックスしてもよいというサイン」という言葉があります。状況的に明らかに男性側の勘違いという場合もあれば、女性が誘いをかけているのに男性側が「合意しているのかどうか分からなくて結局いつも手が出せない」という場合もあるでしょう。

大事なことは、自分の頭の中のイメージだけで判断しないことであり、相手の様子をよく観察し、ストレートに相手の気持ちを言葉で確認することをお勧めしています。

セックスに誘った時の反応は、相手の性格や経験値によって異なります。恥ずかしさから黙り込んでいても、「心の中ではOK」ということもあれば、「今はそんな気持ちになれないけど断ったら嫌われてしまうかも」と不安になっていることもあるかもしれません。また、女性には生理もありますから、タイミング的にNGの時もあります。

また、性的な接触には段階が必要です。手も握ったこともないのにいきなり強引にキスをしようとしたり、押し倒したりすれば、やられたほうの相手は驚き、恐怖を覚えるのが普通です。肩に触れ、手を握って、抱き寄せて……といったように段階を踏みながら、よくよく相手を観察しつつ気持ちを確かめる必要があります。そして、その段階も、相手によってペースはいろいろです。

いくら確かめても分からない時には、次の機会に改める、という覚悟も必要です。その時にサッパリと爽やかに引き下がれるようにするためにも、日ごろからオナニーをして、自分の性欲をある程度満たしておくことが重要なのです。性欲に振り回されない余裕があれば、先のような段階も一つ一つ時間をかけて楽しむメンタルが持てるというものです。

あくまでも、相手の気持ちを尊重した「和姦」を目指してください。

第２条　男女の性器の構造と性反応を熟知すべし

僕は車を運転することとセックスをすることは、ある意味よく似ていると、常々思っています。精神的にも肉体的にも成人に近づいた18歳になると、多くの人が車の免許を取得するために自動車学校に通い、運転技術や交通ルールを学び、試験を受けて合格したのちに、晴れて公道を運転できるようになります。また、運転免許を取得するより以前にも、幼い頃から手を上げて横断歩道を渡ったり、親の運転する車に乗ったり、自分で自転車を乗りこなしたりしながら、少しずつ交通ルールを学んでいます。

つまり、車を運転するためには、車の動かし方だけでなく、交通ルールなど車に関係したさまざまな事柄を学習しなければなりません。自分の運転技量を知り、運転する車の車幅感覚やパーツや性能を把握し、交通ルールや運転時の交通情報などにも気を配り、ようやく快適に車を運転できるのです。見よう見まねで運転しようと思えばある程度はできるかもしれませんが、大変危険ですし、何より法律違反になります。

交通事故を起こしてしまった被害者と加害者をリアルに描いた教育映像も、教習所では視聴します。間違いを起こした先に、相手に及ぼす悲惨な結果を目の当たりにすると、多くの人は飲酒運転もスピード違反も厳に慎もうという気になるものです。

何も学ばずにセックスをすることは、ある意味これと同じような危険を伴います。学習なしに本番を迎えても、当然ながらうまくできないでしょう。実際、車の運転より難しいかもしれません。だから、学習と練習、そして失敗しない心がけをしっかり作っておくことが必要なのです。

具体的には、自分の陰茎についてよく見て触り、前章でお伝えしたように、オナニーを積み重ねて射精をコントロールできるようになっておくことが大切です。

パートナーが異性の場合は、女性の身体、特に性器の構造や性反応について、できるだけ学習しておくことです。

人間の性反応は、性欲の発動から性的興奮を経て、オルガズムへと段階を踏みながら移行していきます。性的興奮とは、男性の場合は陰茎の充血による勃起であり、女性の場合は骨盤内の充血によって腟潤滑液が分泌される状態をいいます。男性のオルガズムは射精であり、女性の場合は骨盤底筋で起こるリズミカルな収縮運動です。

一般に、男性の性反応は一直線に起こりますが、女性の場合は気持ちの昂揚や愛撫を重ねることで徐々に高まっていく傾向があります。そのため、挿入の準備が十分にできていない状態――つまり、十分に濡れていないのに挿入しても、痛みがあるだけで気持ちよくなりません。また、アダルト動画でよく見られるように腟内に指を何本も入れてガシガシと動かしても、多くの場合は、女性にとっては痛いだけです。ましてや、十分に腟潤滑液が出ていない場合には、腟内を傷つけてしまうことにもなりかねません。

女性の性反応は段階的に高まること、オルガズムはクリトリスへの刺激で得られやすくなること、そして挿入の際には腟潤滑液で十分に濡れていることが必要であることを、きちんと知識として知っておくことが重要です。

生理の仕組みについても頭に入れておけば、生理中のパートナーをいたわることもできるようになるでしょう。

そうした知識は、アダルト動画やエロ本からはなかなか得ることはできません。専門医が記した書籍や次のような専門医学会のＨＰなどから、医学的に正しい知識を得るとよいでしょう。

◇日本産婦人科医会ウェブサイト「月経について教えて下さい。」
https://www.jaog.or.jp/qa/youth/月経について教えて下さい。/
◇バイエル薬品株式会社ウェブサイト『生理のミカタ』「生理のしくみ」
https://www.seirino-mikata.jp/knowledge/how/

また、女性の心を知るために、女性向けの恋愛小説や漫画を読むのもお勧めです。僕は中高生の頃、女性の気持ちを理解したいという思いから、コバルト文庫という少女向けの恋愛ものをたくさん読みました。なぜなら、僕は男兄弟のなかで育ったので、女の子の心理や行動パターンなどがまったく分からなかったのです。コバルト文庫でたっぷり勉強したおかげで多少自信がつき、深海から浮上して女の子との恋愛に向けた会話ができるようになりました。

また、女性誌に掲載されている、読者の恋愛体験談もたくさん読みました。創作物だけでなく、女性視点のリアルな経験からくる言葉にも多くの学びがありました。女性はどうされると嫌で、どうされるとうれしいのか、という具体的な内容がとても役立ちました。

さまざまな情報から、セックスをすることによって起こりうる、感染症や妊娠、人間関係の変化などについて理解を深めてほしいと思います。そうすることで初めて、安心して楽しいセックスライフを送ることができると考えてください。

第３条　知識は経験を補うと心得よ

「性は摩擦と空想から構成されている」という名言があります（前章**第15条**で紹介）。すなわち、適切な性的刺激を受けること、この刺激に自由に反応すること、この２つの要素が含まれて、初めて適切な性反応が生じる（気持ちのいいセックスができる）ということです。

さて、この適切な性的刺激を受けたり与えたりするには、どこをどう刺激すると気持ちがよくなる可能性があるのかを知っておく必要があります。そして、その選択肢が多ければ多いほど、適切で有効な性的刺激を相手に与えることができるのです。

この時、必ずしも経験は必要ありません。事前にしっかりと勉強することで十分な予備知識を備えておけば、その自分の知識に基づいて、ためらうことなく相手のいろいろな性感帯への刺激を試みることができるでしょう。さらに、相手から意見をもらうことで、よりよい刺激の方法を学ぶことができます。

「知識は経験を補う」というのは、そういう意味です。

男女の性器、性反応、そしてセックスに関して十分な知識を持たないままだと、性を探求したり、積極的に試したりしていくことにためらいが生まれがちです。何をどうしていいのか分からないまま尻すぼみに終わると「セックスってあまりいいものじゃないな……」というもったいない認識を持ってしまいます。

特に多いのは、女性に性的快楽を伝達するクリトリスがどこにあるのかを知らなかったり、クリトリスの素晴らしい快楽への可能性を認識していなかったりするカップルです。このようなカップルでは、男性が勃起するとすぐ挿入しようとしてしまったり、女性が性反応周期のどこにいるかなどにお構いなしに射精してしまいがちになります。

それでいて、女性がなぜオルガズムを得られないのかについて真剣に悩んでいるカップルを、僕はこれまでに何組も見てきました。中には「私は不感症なのでしょうか」と悩む女性もいました。これには、女性自身の知識も不足していることも多く、必ずしも男性だけに責任があるわけではありません。二人で一緒に勉強し、試行錯誤していくことが必要でしょう。

相手の状態や反応を確認することなしに、勃起したらすぐ挿入して出し入れして射精して終了……では、女性にしてみれば苦痛でしかありません。コミュニケーションのないセックスは、豪華なオナニーにすぎません（この表現はオナニーに対して失礼ですが）。男性にとっても本当に気持ちのよいセックスにはならないということを念頭において、知識の吸収に努めてください。

第4条　コンドームは常備携帯せよ

僕には、甘酸っぱい（塩っ辛い？）コンドームの思い出があります。

高校3年生の時、時々学校帰りに立ち寄るショッピングモールの薬局へ、友達と一緒にコンドームを買いに行った時のことです。当時の僕は彼女もおらず、しかも大学入試を間近に控えていました。コンドームを買う必要も特になかったのです。

それでも買いに行った理由は、次のようなものでした。

「大学に入ったら新歓コンパへ行くだろう。コンパに行ったら（たぶん）彼女ができるだろう。もしかするとその日のうちにセックスをしてしまうなんて事態に発展するかもしれない。セックスをする時にはコンドームをつけなければならない。俺たちはまだコンドームを（見たことはあるけど）使ったことがない。コンドームの使い方はけっこう難しいらしい……。だったら、早いうちに買ってつける練習をしなければならない！」

ということで、妄想力豊かな僕と友人はお目当てのコンドームを購入し、勉強そっちのけでコンドーム装着の練習をしたのでした。もちろん、練習に使ったのは2〜3個で、あとは本番に備えてとっておきましたが……。

そんなことをしていた僕と友人は、当然のように受験に失敗し、コンドームを使用する機会も来なかったのですが……我ながらセックスに対する心構えだけはしっかりできていたのだなぁと、昔の自分を褒めてあげたいと思います。

若い男女がセックスをする際、避妊の問題と性感染症の問題は避けて通れません。また、同性同士のセックスであっても、性感染症の問題は避けられません。

この2つの問題に対応するために男性ができることは何かというと、当然ながらセックスの際、必ずコンドームを装着することです。子どもを作る予定のないすべての男性は、「コンドームがなければセックスをしない」と言えるようになりたいものです。

大事な注意点としては、コンドームは自分で買うこと。ラブホテルに置いてあるものや、他人からもらったものは、破損している可能性があり、安心できるものではない場合があります。また、コンドームにはいろいろなサイズや形があります。自分で買って試しながら、自分の陰茎や好みに合ったコンドームを選ぶようにしましょう。

セックスする場所が自宅以外の場合、コンドームを携帯する必要があります。その場合は、コンドームは熱に弱いため、直射日光を避け、温度が高くならない環境を保つようにしましょう。保管の際には、コンドームの形状に影響のない、ハードケースに入れて携帯するのが理想です。財布に入れて携帯している人が多くいますが、これはコンドームが傷みやすく、お勧めできません。

相手の女性が「ピルを飲んでいるから」とか「今日は安全な時期だから」と言ってきた時でも、必ずコンドームは使ってください。その言葉が本当かどうか分からないからです。本人が勘違いしているかもしれませんし、ピルを飲み忘れていることもあるでしょう。さらに、だまされている可能性もゼロではありません。

また、最初はコンドームなしで挿入して、射精しそうになってから中断してコンドームをつける、というケースもよく聞きますが、それは、避妊や性感染症予防の意味からいえば、大変危険なことです。

射精が近づいてくると、陰茎からは「カウパー腺液」というものが分泌されます。カウパー腺液とは、精子を守る役割を持つ分泌液です。精子は尿道から射出されますが、普段は尿が通る場所であり、尿は酸性であることが多いことから、尿道は酸性に傾いています。ところが、精子は酸に弱い性質があるため、先にカウパー腺液を分泌して尿道を弱アルカリ性に整え、精子を守る準備をしているのです。

理論的にはカウパー腺液の中に精子は存在しませんが、「カウパー腺液中に精子は存在していた」という報告も一部存在します。いずれにしても、カウパー腺液が出てくるということは、射精が近づいている証拠であるので、カウパー腺液中に精子が出てくることもあるだろうと考えています。

やはり、リスクをなくすために、途中からではなく、挿入前には必ずコンドームを装着するようにしてください。

第5条　コンドームの使用法を熟知すべし

前項（第4条）でご紹介したように、三十数年前のおバカな高校生でも、コンドームは

「相手を妊娠させないために必ずつけなくてはならない」ということ、「おしっこを出す時にものすごく痛いという淋病《りんびょう》がうつるのを防げる」こと、そして「コンドームの使い方はけっこう難しいらしい」ということを知っていました。

セックスがしたくて仕方がない男子高校生にとっては、相手を守るというよりも、自分を守るために必要な生活の術《すべ》として、コンドームの使用法は必修事項という認識だったわけです。

では、コンドームが妊娠を防ぐ効果は、実際にはどれくらいのものなのかというと、おおよそ「85％の避妊効果」といわれています。セックスをしていても使わない時間があったり、使い方を間違えていたり、コンドームが破けてしまったりすることがあるため、この数値にとどまっていますが、きちんと正しい方法で使えば、コンドームが妊娠を防ぐ効果は98％といわれています。ほぼ１００％ということです（特に、日本のコンドームの品質は素晴らしいものがあります）。

性感染症、たとえばクラミジアや淋病といった病気を防ぐ効果も非常に高く、98％ほどといわれています。

ヘルペスや感染性の性器のイボ（尖圭《せんけい》コンジローマ。ヒトパピローマウイルス〔ＨＰＶ〕

により起こる）など、皮膚から皮膚にうつる感染症については、もう少し効果は落ちます。コンドームがヘルペス感染のリスクを減らせるのは、男性から女性の場合は96％、女性から男性の場合は65％とされます。

（参考「Seventeen Magazine」ウェブサイト
https://www.seventeen.com/health/sex-health/a27816571/how-effective-are-condoms/）

性感染症は多くの場合、患者当人も周囲の関係者も、恥ずかしさや決まりの悪さから、感染したことを周りに言うことはありません。そのため、自分とは関係のない遠い世界の病気のように感じている人が多いと思います。

しかし、厚生労働省の調査によると、実際には２０１９年に、クラミジア２万７２２１人、性器ヘルペス９４１３人、尖圭コンジローマ６２６３人、淋菌感染症８２０５人、梅毒６６４２人と、合計５万７７４４人の性感染症患者がいることが分かっています。

中でも深刻なのが、梅毒の広がりです。10年前と比べると、患者数は約10倍に増えており、２０２１年12月現在で、国内感染者数が過去最多となっています。全国的に増加しており、特に東京や大阪、その周辺部で増加が加速しています。

実際に、性感染症に罹患《りかん》した患者さんの治療にあたることがありますが、「まさか自分がこんなことになるとは思っていなかった」「心当たりがまったくないんです」と口にする方が珍しくありません。

不特定多数の相手とセックスをすることで、性感染症に感染するリスクが高くなるのは事実ですが、ごく普通の性生活をしていても、一度のセックスで運悪く感染してしまうことはあり得ることです。意外と身近に存在するものであることをよく理解した上で、コンドームなしのセックスは基本的に避けることを心掛けてほしいと思います。

次に、コンドームを使うにあたっての注意点をまとめておきましょう。

・コンドームを破損しないために爪を短く切っておく
・挿入する前に必ずつける。行為の途中で装着するのでは意味なし
・女性の月経周期やピルの使用に関係なく、コンドームはつける

コンドームのつけ方については、**資料5**（91ページ）の通りです。

挿入した後も、コンドームがまくれ上がっていないか、時々確認をしましょう。装着の仕方が悪いと、コンドームがまくれ上がるようにしてペニスの先端に移動していき、外れてし

まうことがあるので要注意です。

また、セックス後にコンドームを外す時にも注意が必要です。ペニスは、射精をすると速やかに勃起状態がゆるむため、射精後は直ちにペニスの根元でコンドームを指で押さえながら、ペニスを抜きます。

コンドームが破れて精液が漏れてきていないかを確認し、精液が漏れないように口を縛《しば》ってごみ箱に捨てます。使用済みコンドームは、生ごみの扱いになります。くれぐれもトイレに流さないようにしてください。

性欲旺盛な二人なら、2回、3回と続けてセックスを行うこともあるでしょう。その場合は、手や陰部をきちんと洗ってから、新しいコンドームを装着して2回戦に突入した方がよいでしょう。付着した精液が膣に混入することを避けるための用心です。

第6条　アダルト動画はファンタジーにて教科書とするべからず

さて、性の知識が大事だということを力説してきましたが、ではみなさんはどうやって性の知識を得ているでしょうか。

僕の場合は、中学生だったある暑い夏の日に出会った、一冊のアダルト雑誌（エロ本）が

資料5　コンドームのつけ方

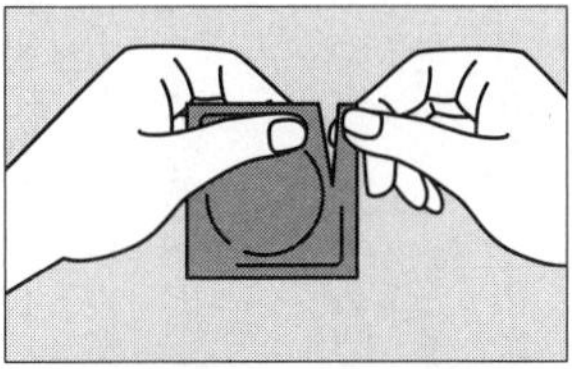

①袋を開けるときは、コンドームを傷つけないようにコンドームを袋の端に寄せてから、袋を完全に開ける。

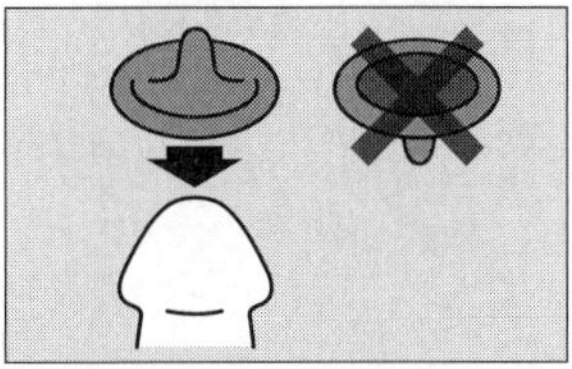

②コンドームを袋から取り出し、コンドームの表裏を確認する。コンドームの先端の細くなった部分（精液だめ）がある方が表、その反対が裏で、ペニスは裏側に接触させる。

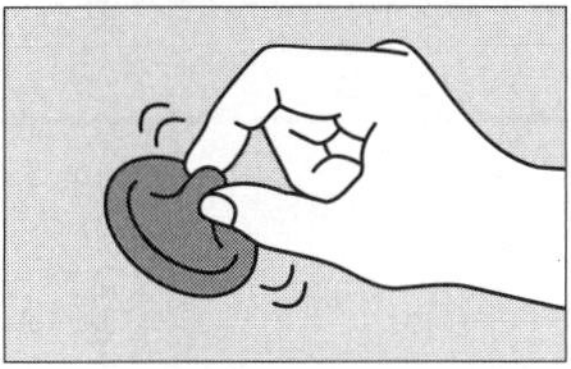

③爪を立てないようにしながらに精液だめをつまんで空気を抜く。

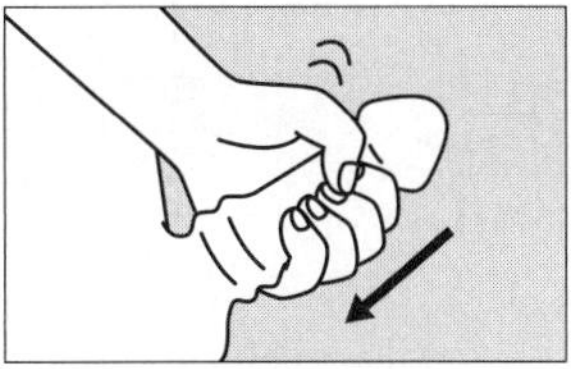

④包皮に余裕がある場合は、勃起したペニスの皮を根元までたぐり寄せておく。

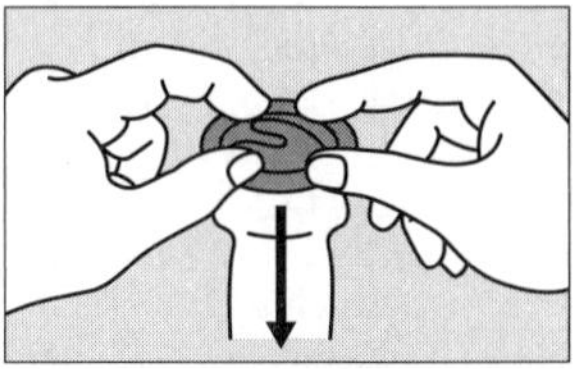

⑤コンドームをペニスの先端にあて、毛を巻き込まないようにして根元まで巻き下ろす。

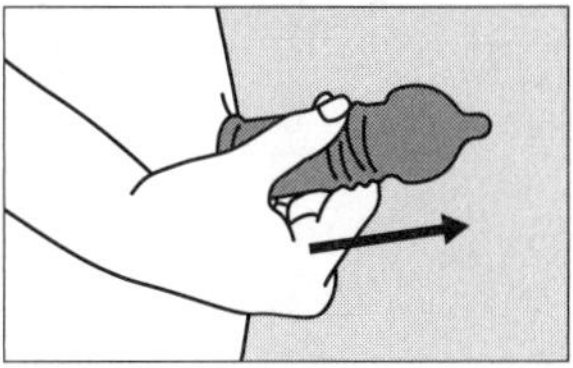

⑥根元にあるコンドームを包皮ごと先端方向に動かす。

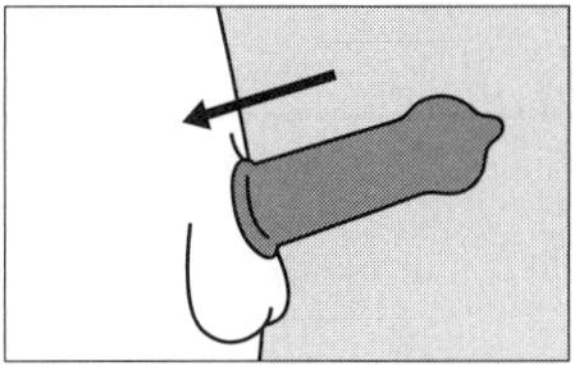

⑦ペニスの根元にたぐりよせておいた包皮が現れたらコンドームを再び巻き下ろす。

教科書になりました。ヌード写真、エロ漫画、読者の経験談などから構成されたその一冊のエロ本がボロボロになるまで熟読することで、何も知らなかったところから、本当にたくさんのことを学びました。具体的には次のようなことをこの一冊から学び取りました。

・セックスする時には、男がコンドームをつけること
・避妊しないと子どもができてしまう可能性があること
・初めてセックスする時は、緊張して大抵うまくいかないこと
・女性が初めてセックスする時はとても痛いこと
・セックスは二人が楽しめるようなものでないといけないこと
・男性が射精するとセックスは終わってしまうので、射精をコントロールできるようにならないといけないこと
・射精をコントロールできるようになるには、マスターベーションの時に射精を我慢する訓練をしないといけないこと

初めて出会ったエロの世界には、知らない言葉がたくさんあり、『広辞苑』まで引っ張り

出して調べました。この時学んだセックスの基礎が、僕の原点です。もちろん、参考にしてはいけないようなことも書いてあったかもしれません。しかし、文字や画による情報だったので、情報を取捨選択する余地が大きかったと思います。だから、エロ本を読むことは決して悪いことではないと信じています。

翻って、パソコンやスマホが普及した現代では、オナニーのおかずはエロ本ではなくアダルト動画が主流になっています。それが性の知識を得る、唯一の情報ソースとなっている男性も少なからずいるでしょう。

ここで念押ししておきたいのは、先にも述べた通り「ほとんどのアダルト動画はファンタジーである」ということです。たとえるなら「大人向けのディズニー映画」か「テレビドラマ」みたいなものです。

奇想天外なファンタジーものの映画を観てまねをする大人がいないように、アダルト動画もまた、そのストーリーも設定も登場人物もすべて創作であり、非現実的なものですから、見てまねをするものではありません。当たり前ですが、アダルト動画は、主に男性の視聴者に喜んでもらうために作られているので、内容は男性の願望に合わせた創作であり、登場人物は当然ながら、それに合わせて演技をしています。

アダルト動画をファンタジーだと思っていない男性たちに伝えたいことは、主に次の通りです。

・フェラチオは必須ではない（強要するのはだめ）
・挿入より前戯、前戯よりキスが大事
・痴漢やレイプを女性も望んでいると考えるのは男の勝手な妄想
・潮吹きは特別なパフォーマンスであり、普通ではほとんど見られることではないし、オルガズムの証《あかし》ではない

最近では、バーチャルリアリティ（ＶＲ）動画も出てきていますが、視聴には注意が必要です。先に述べた通り、現実の世界より大変刺激が強いため、ＶＲ動画を見過ぎると、リアルワールドには戻ってこられなくなるかもしれません。

もしアダルト動画を参考にするなら、「How to Sex」系の動画や、二人が仲良くセックスをするものを見ることをお勧めします。

第7条　気心が許し合える間柄になってからセックスを行うのが望ましい

先に述べた通り、男性が勃起するにはリラックス状態であることが必要です。交感神経が優位な緊張状態にある時には、生理的に勃起することができません。緊張したままセックスを始めても勃起しないため、挿入に至らなかったり、挿入できないまま射精してしまったりすることがあります。

大学時代、僕にはこの悩みを抱えたA君という友人がいました。彼は口がうまく、一見するとチャラチャラしているように見えましたが、じつは大変真面目な性格の持ち主でした。そのため、彼女ができた時に、いざセックスをしようとしてもなかなかうまくいかず、いざという時に勃起できないことに悩んでいました。

人間は、よく知らない人、モノ、事に対しては緊張感を抱くのが自然です。A君は、セックスは未経験、彼女のことも知り合ったばかりでよく知らない……という状況で、よく知らない相手と未経験の大事《おおごと》に挑もうとしていたのですから、緊張するのは当たり前だったわけです。

しかも、若くて性欲旺盛だったA君は、「一刻も早くセックスをしたい」し、「大好きな彼女に嫌われないようないいセックスをしないといけない」という二重のプレッシャーを自らかけてしまっていました。これではうまくいくはずがありません。

A君から相談を受けた僕は「最初からセックスをうまくやろうとしないで、緊張しなくなるまで同じベッドに寝ながら話をしたり、手を握ったり、身体を触り合ったりしたらどうだろう」と提案してみました。まずは、彼女とたくさん話して気心を通わせ合って、異性の身体にも慣れることが必要だと思ったからです。

気心が知れている仲であれば、思っていることをお互いに伝え合うこともしやすくなります。初めてのセックスでうまくいかないことがあっても、そのことについて二人で話し合い、次はこうしようといった提案もしやすくなります。そして2回目、3回目とセックスをするうちに、だんだんお互いに満足のいくセックスができるようになります。

「同じ相手とたくさんセックスをしてきた経験がある人ほど、セックスが上手」といわれる所以《ゆえん》は、ここにあります。

先のA君はその後、何度かのリトライの後に、無事に彼女と初めてのセックスをすることができました。短時間でセックスに至るよりも、ゆっくりと時間をかけて気心を交わし合いながらようやく到達できるセックスのほうが、お互いによい思い出にもなるでしょう。

お互いに心と身体をリラックスできる関係性を築いてからのセックスが理想です。

第8条　前戯に重点を置くべし

本章第2条でも述べた通り、男性の性反応は一直線に起こりやすく、特に若い男性は短時間で少ない刺激でも性交に十分な状態になれることが多いのですが、女性の場合、その性反応はゆっくりと高まるのが通常です。しかも、外部からの十分な刺激も必要とします。

この「外部からの十分な刺激」とは、挿入前の男性側からの愛撫であり「前戯」とも言われます。この前戯が十分に行われることで、腟潤滑液の分泌が起こり、ペニスの挿入がスムーズになるのは、みなさんもご存じの通りです。

特に若い女性の場合は、セックスが未経験だったり、経験が少なかったりすることが多いため、「自分の身体のどの部分をどんなふうに触られると性反応が起こるのか」といった性的可能性が、十分に開花していないことがあります。

その場合は、セックスのパートナー側の対応の良し悪しが、重要になってきます。相手の表情やしぐさをよく観察しながら、優しく声をかけ、身体のさまざまな部分に優しく触れることが、彼女の性的可能性を広げていくことになります。

ところが、女性は自分の望む刺激を追求しないことが多く、自分自身の欲求に気づいていなかったり、「そんなことを口にしたり、行動に移したりするのは異常だ」と感じてしまったりしがちです。また、「あれこれ欲求を口に出すと相手から嫌がられるかもしれない」「淫乱だと思われるかも」と恐れている女性も多く存在しています。

そのため、男性はそうした恥ずかしがり屋の女性が多いことを想定しながら、性的可能性を探っていかなくてはなりません。となると、必然的に前戯には十分な時間が必要になるし、想像力もフルに発動させながら感受性を発揮することが重要になります。

ここで注意したいことは、愛撫の刺激を強くしすぎないことです。アダルト動画では、膣内に指を挿入して激しく動かしているのをよく見ますが、あれはパフォーマンスであり、普通は気持ちよくありません。あくまでもソフトタッチを基本とし、相手が希望しない限り激しい愛撫はNGと考えて間違いはないでしょう。

また、自分から望む刺激を要求する女性に対し、「淫乱な女だ」「浮気な女に違いない」などと勝手に決めつけてしまう男性が少なからずいます。思い込みはやめ、相手ときちんと対話しましょう。

「そんなに前戯に時間と手間をかけるなんて面倒だ!」と思うかもしれませんが、前戯が足りないことで何が起こるのかがよく分かるデータを次にご紹介しましょう。

第1章でもご紹介した、一般社団法人日本家族計画協会が行ったアンケート調査「ジャパン・セックスサーベイ2020」によると、20～40代女性の約66%が「セックスの時に痛みを感じる」と答えていることが分かりました。その内訳は、20代で74・1%、30代で63・5%、40代で63・9%と、低年齢であるほど高い傾向にあることが分かりました。

痛みのあるセックスでは、当然ながら性的満足度も低く、20代の30・7%、30代で34・1%、40代で44・8%が「痛みのために満足できない」もしくは「満足度は高くない」と答えています。こちらは年代が上がるほど高くなる傾向にあり、痛みのあるセックスの苦痛が年々高まっていることが見て取れます（次ページ・**資料6**）。

女性の性交痛の多くは、膣潤滑液が十分に分泌されないことで起こります。つまり、濡れていないところへ無理やり挿入するために、痛みが発生するのです。挿入した時に女性が声を上げたり、顔をしかめたりといった反応を見て「感じている」と思っていたら、実は苦痛に耐える顔だった……そんな可能性があるということです。

どんなに女性が痛がってもセックスを強行したいという男性は少なく、「自分も気持ちよくて相手も気持ちいい」という状態を望む男性が多いのではないかと思います。ところが、実際には、男性の前戯の短さからセックス嫌いの女性がどんどん増えてしまっているという

資料６　女性におけるセックス時の痛みと性的満足度

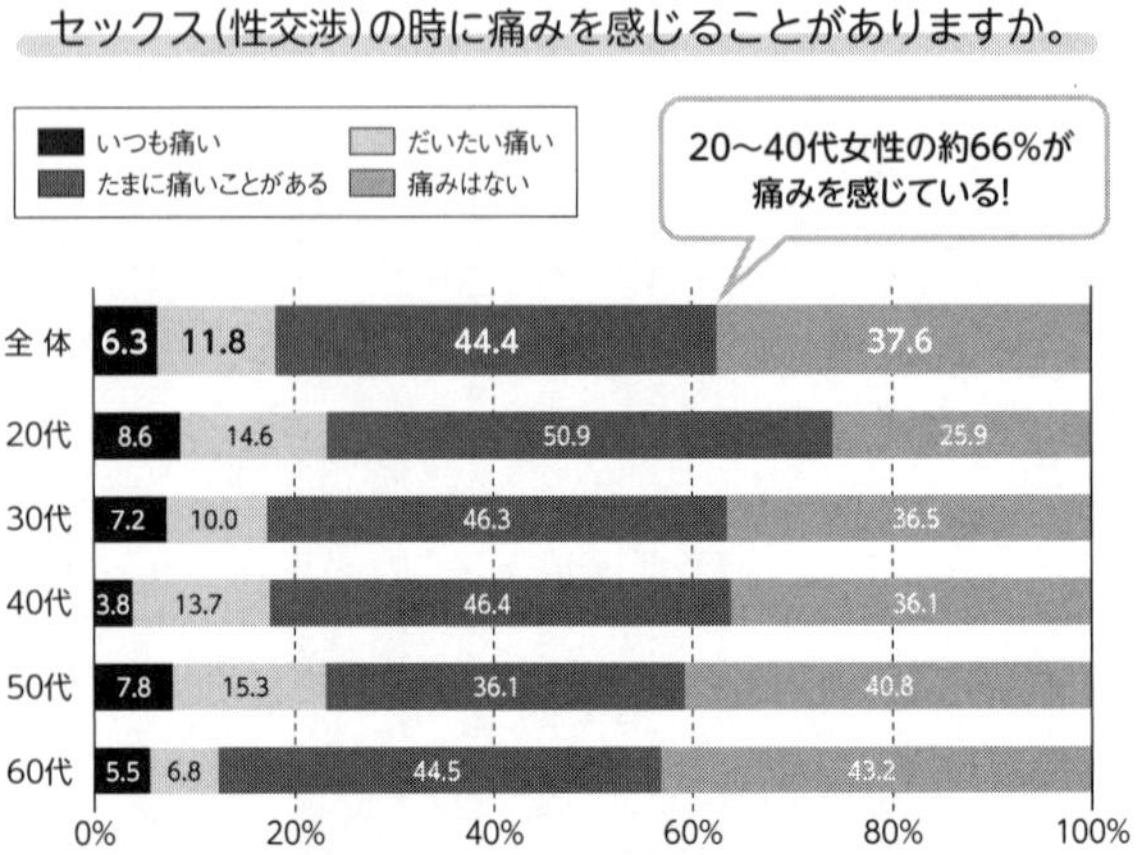

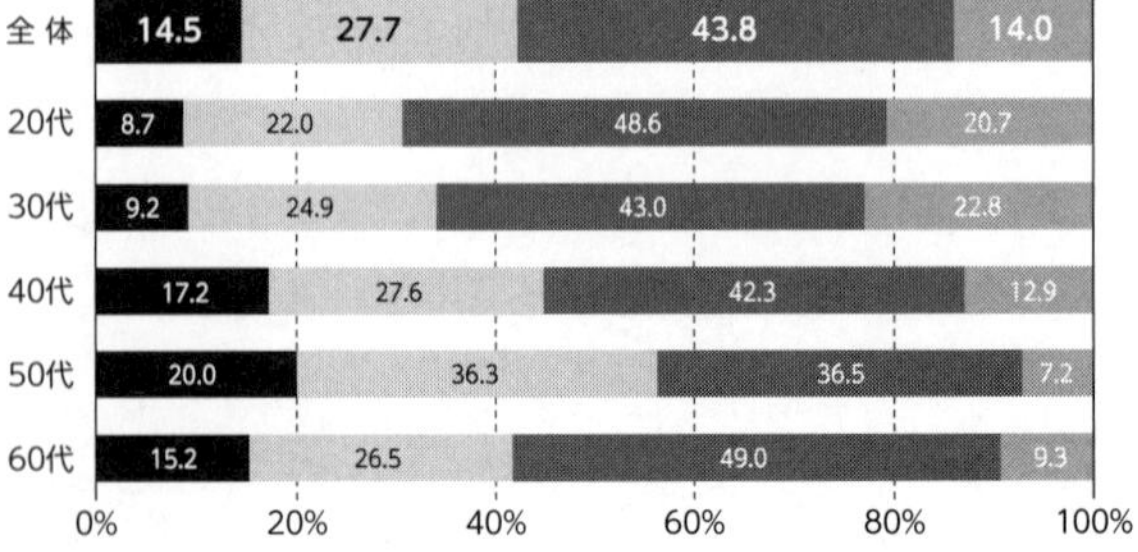

出所：一般社団法人日本家族計画協会「ジャパン・セックスサーベイ2020」

事実があるのです。

セックスは二人で行うものですから、当然ながら女性側にも責任の一端はあります。しかし先述の通り、多くの女性は「ここをもっとこうしてほしい」といった性的要求を表現することが難しく、若い女性ならさらにその傾向は強くなるでしょう。そのため、なかなかこうした問題があることに男性は気づいてこなかったのかもしれません。

そのため男性は「女性の性反応はゆっくり起こること」「時間をかけて前戯を行うこと」「相手の反応をよく観察して可能性を探ること」をデフォルトの指針とすることをお勧めします。さらに、「女性が挿入してほしいと要求するまで前戯を楽しむ」ことができれば、二人ともハッピーです。

第9条　相手を思いやり、いつでも中断できるゆとりを持つべし

先に述べた通り、女性の性反応はゆっくりと起こる上、生理の周期によっては体調が悪いこともあるし、生理が始まれば当然ながら痛みや出血もあります。セックスをする予定だったその日に急に生理が始まってしまった、ということも珍しくありません。

そんな時に、きっぱりと途中でやめることができる。そんな余裕と心がけを常に備えてお

くことは、男性としてとても大切なことです。「もう少しだから」と自分勝手に続けたり、「先っちょだけだから」と生理中なのにしつこく挿入しようとしたりするのは、厳に慎むべきです。

相手の様子を無視して最後までセックスを自分勝手に行うと、何が起こるのか……僕が所属している日本性科学会セクシュアリティ研究会のカウンセラーが相談を受けた、あるセックスレス夫婦の例をご紹介しましょう。夫からの求めにまったく応じられなくなった、ある女性からのご相談でした。

夫はなぜ妻がセックスに応じなくなったのか、まったく心当たりがなかったそうです。しかし、カウンセラーの聞き取りによって、セックスレスの発端は、3年前の出来事であることが分かりました。その出来事とは、女性が高熱で寝込んでいる時に夫がゴソゴソとベッドに入ってきて、「ちょっと体だけ貸して」と挿入してきた、というものでした。

高熱でぐったりとしていた女性は抵抗する元気もなく、その時はあきらめて、されるがままだったといいます。しかし、その後、どうしても夫の求めに応じることができなくなった……ということでした。

その若いご夫婦は、もともとは夫婦仲も良好で、特に夫婦関係に問題がありませんでした。

しかし、そのたった一度の思いやりに欠けた自分勝手なセックスが、妻の心を強く傷つけてしまい、夫に対して何年間も心も身体も閉ざしてしまうことになったのです。

恋人や夫婦だからといって、毎回相手のセックスの要求に応じるのが当たり前ではありません。この夫の場合、妻を単なる道具扱いにしたことを自覚していなかったことが大きな問題です。

相手が病気の時や弱っている時には、元気な自分のほうからセックスを求めてはいけません。逆の立場ならどう思うか、考えてみればお分かりのことと思います。「彼女（妻）だから彼氏（夫）のセックスの要求に応えるのが当たり前」とか、何が何でも「自分が射精するまでやめない」とか「自分が満足するまでやめない」という考えは捨て、むしろ「はじめも終わりも、相手の表情を見ながら決める」姿勢を持ってほしいと思います。もし相手の様子を見て途中でやめることになったら、後で、自分でオナニーをして出せばいいのです。臨機応変な「接して漏らさず」はかっこいいと思います。

第10条　常に相手の反応に気を配り、対応に注意せよ

先にも述べた通り、性欲あふれる男子は、とかく自分に都合のいい解釈をしがちで、昔か

らよく言われる「イヤよイヤよも好きのうち」という言葉を信じがちです。しかし、女子の本音は、「イヤよイヤよはマジでイヤ!」なのです。最近はこの言葉も浸透してきました。

ここで注意しておきたいのが、「いや」と言われて撤退しなければならない時もあれば、「いや」と言われても進むのが正解のこともあるということです。女子は、だめな時はもちろんのこと、人によってはOKの時でも「いや」「だめ」「やめて」という言葉を使うことがあるので判断に迷うことがあります(**資料7**)。特にセックスの経験が浅く、緊張していると、混乱してしまうかもしれません。基本的には撤退して正解のことが多く、判断に迷う時は「本当にイヤなの?」と直接聞きましょう。

あわせて、キスをしようとする時、抱き寄せようとした時の相手の態度からも、相手の気持ちを冷静に読み取る必要があります。無言の場合は、特に相手の態度に注意を払わなければなりません。そして、キスはOKだけどそれ以上はだめ、胸を触るのはOKだけどそれ以上はだめ、ということもあります。直接聞いて確かめることもためらってはいけません。お互いが望んだ上で成立するセックスでなくてはいけないのです。

資料7　相手の反応（言葉・態度）による判断の例

	相手の言葉	相手の態度（およその目安）
撤退すべき場合	いやっ、だめっ、やめてっ（何度も繰り返す）	・キスを嫌がる ・服や下着を脱ぐのを拒む ・身体をこわばらせている ・とにかく離れようとする ・突き放そうとする
行為を続けてもよい場合	いやん、だめぇ、やめてぇ（最初だけで繰り返さない）	・キスの時、舌を絡めてくる ・服や下着を脱ぎやすいように協力してくれる ・身体の力が抜けている ・くっついて離れない ・相手から抱きついてくる

第11条　セックスにも相性があると心得よ

セックスを初めて経験する青年期では、知識や経験がまだ浅く、自信もないことから、つい「自分のセックスはおかしいのかもしれない」「普通はこんなことしないんじゃないだろうか」といった不安感を強く持ってしまいがちです。そのため、自分がイメージしているセックスをしたいと思っても、相手に変に思われたり、嫌われたりすることを心配して、言い出せないケースがよくあります。

逆に、パートナーに対して「こうするべき」「こうあるべき」といったセックスのイメージを押し付けてしまうこともよくあります。

しかし、いろいろな個性を持つ人がいるよ

うに、性の好み（性嗜好）も人それぞれです。セックスの好みややり方もまた、千差万別であると考えてください。なぜなら、お互いがしたいと思うセックスの形をすり合わせて、それを融合させる形で変化していくものだからです。つまり、100組のカップルがいたら、100種類のセックスがある――ということです。

経験が浅いうちはセックスのハウツー本を参考にするのもよいのですが、そこから外れることは多々あるということを、頭に入れておく必要があります。同じ行為でも、それを喜んで受け入れるパートナーもいれば、逆に嫌がるパートナーもいます。自分がよかれと思ってやったことが、パートナーに受け入れられないことも出てくることでしょう。その時には、落ち込んだり怒ったりせず、パートナーの様子を見ながら、時には率直に希望を聞きながら試行錯誤して、二人のセックスの形を探っていってください。

よく、経験値を上げようと、相手を頻繁に代えようとする人がいます。しかし、それではセックスの本質が分からないままになってしまいがちです。100人の違う人と1回ずつセックスをするよりも、一人の人と100回セックスをしたほうが、セックスをより理解することができます。そういうことを踏まえた上で、青年期は次々と相手を代えるよりも、一人のパートナーと長く付き合うことを僕はお勧めしています。

何度も身体を交わし合うことで、お互いにやっと言い出せること、やれることがたくさんあります。お互いの希望をぶつけ合い、すり合わせることで、はじめてセックスを深く理解していくことができるのです。

そして、セックスにも相性があるということを忘れてはいけません。どんなに好きな相手であっても、セックスに関してパートナーとの価値観が大きく異なる場合は、パートナー関係の解消も視野に入れるべきでしょう。

第12条　二人同時のオルガズムを目指してみよう

セックスが終わる時のことを考えてみましょう。おそらく、多くの場合、男性が射精をした時になるのではないかと思います。ということは、男性はほぼセックスのたびにオルガズムを得ているということになります（次ページ・**資料8**）。

一方、女性のほうはどうでしょうか。ほとんどの女性は、毎回の性交でオルガズムを得ているわけではなく、全く経験しない人も少なくありません（＊6）。

さらに、10～60代の女性の50～67％が、セックスの時にオルガズムに達したふりをしたことがあるというデータもあります（＊7）。

資料8　年齢によるオルガズム経験率の男女差

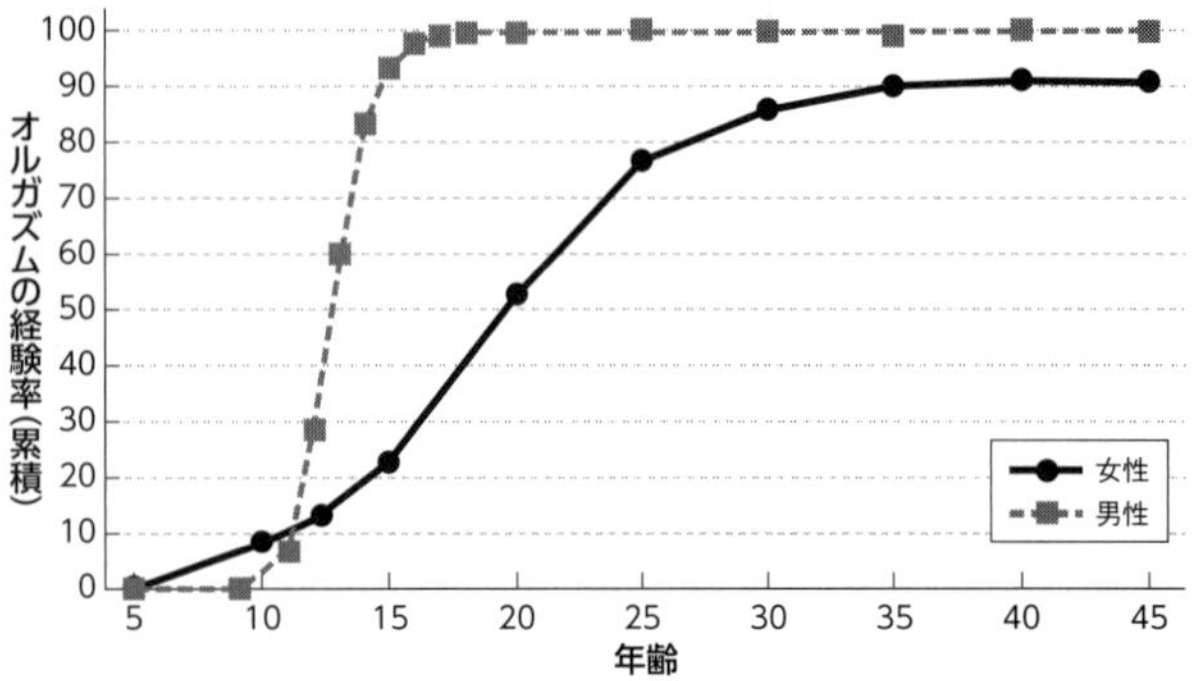

男性は思春期前後にオルガズム経験者の割合が急速に増え、ほぼ100％に達するが、女性のオルガズム経験者の割合の増加ははるかに緩やかで90％程度にとどまる。

出所：Kim Wallen, Ph.D. and Elisabeth A. Lloyd, Ph.D.「Female Sexual Arousal: Genital Anatomy and Orgasm in Intercourse」Horm Behav. 2011 May; 59(5): 780-792.

実際に、セックスカウンセリングにおいて、自分だけさっさと射精して終わる男性に対する、女性たちの不満の声は多くあります。不満が残るセックスが続くことで、女性としてはセックスが楽しいものではなくなり、イヤイヤ応じるようになったり、避けるようになったりします。セックスの時、男性だけがオルガズムを得ていて、女性はオルガズムが得られない状況が続くと、二人の関係は向上するより、むしろ悪化する可能性が高いという報告もあります（＊8）。

そこで、女性よりも男性こそが「女性のゴール（オルガズム）にもこだわる」ことをお勧めします。「自分が出したら終わり」ではなく、相手がオルガズムを得られるようなセックスを目指すのです。

女性は、腟内挿入よりもクリトリスへの刺激でオルガズムに達する人が多いため、挿入する前に十分にクリトリスを中心とした前戯を行い、まずは女性がオルガズムを得やすいタッチやタイミングなどを二人で学習していくとよいでしょう。

ただ、女性自身がオルガズムを得ることにこだわっていない、もしくは認識していないというケースも少なくありません。オルガズムを経験したことがない、という女性も意外と多く存在しています。

これについては、第9章の「女性と射精道」で詳しく触れます。

第13条　余韻を大事にすべし

セックスが終わった直後、速やかにコンドームを外してゴミ箱に捨て、お互いの性器をティッシュで拭いて、それからどうしますか?

男性が射精する時に得られたオルガズムは急激に下降していきますが、女性のオルガズムの下降は緩やかです。女性の性反応は、はじまりも緩やかですが、終わりもまた、緩やかな弧を描きながら下がっていくのが特徴です。

日本の性医学評論のパイオニアとして活動された産婦人科医、謝国権《しゃこくけん》先生は「男性が性交に決別して、睡眠を早くも欲している時、女性はまだ余韻嫋々《よいんじょうじょう》として、決別を惜しんでいることを忘れてはならない」とし、そこで必要なのは「男性の深い愛情と、思いやりとしての、補足的愛撫なのである」と力説されています（＊9）。

「思いやりとしての、補足的な愛撫」という表現が、現代では少し引っかかってしまいそうですが、しばし寄り添ったり腕枕をしたりしながらピロートークの時間を持つことは、大事なことではないかと思います。

もちろん、相手によっては「必要ない」と言われる方もいらっしゃるかもしれませんので、パートナーに確認してみてください。

第14条　セックスをする時は毎回相手の同意が必要と心得よ

男性は、一度セックスをした相手については、「いつでもセックスができる相手」と考えがちです。当然ながら、それは大間違いです。頭が性欲に支配されている若い男性は特にその傾向が強いので、注意が必要です。

セックスをする時は、毎回、相手があなたとセックスしたいと思っているかどうかを言葉や態度で確かめる必要があります。これは冷静に考えれば当たり前のことですが、理解できていない男性が残念ながら少なくありません。

この認識をしっかりさせるために、ぜひ見ていただきたい動画があります。

2015年にイギリスのテムズバレー警察署が公開し、YouTubeにも投稿された、性的同意啓蒙《けいもう》のための動画です。タイトルは「Consent - it's simple as tea（同意　それはお茶と同じ）」というもので、「セックスの同意に対する認識は、相手にお茶を勧める時と同じ」という内容をアニメで解説しており、老若男女が理解しやすい配慮がされています。

(https://www.youtube.com/watch?v=pZwvrxVavnQ)

次ページの表（**資料9**）は、僕がこの動画を元に、相手にお茶を勧める時の状況と、相手をセックスに誘う時の状況を対応させて作成したものです。

お茶を淹《い》れている間に「やっぱりいらなくなった」と心変わりされても、昨日は喜んで飲んだのに「今日はお茶を欲しくない」と言われても、怒ることはないですが、セックスの場面では怒ってしまう人がいます。心変わりは尊重されて当たり前であることが、お茶と置き換えるととても納得ができます。

セックスに至るやりとりについて、「口に出すものじゃない」「通じ合っているのだから口

資料9　「お茶を勧める時」と「セックスに誘う時」の相手の反応とその判定

「お茶飲みたい? お茶淹れようか?」	「なんかやりたくない? エッチしようか?」	判定
「うん、お茶飲みたかった」と言ってお茶を飲む	「うん、エッチしたかった」と言ってエッチする	合意
「ありがとう、でもやっぱりいらない」と断る	「うん、でもやっぱ今日はやめとく」と断る	非合意
「うーん、飲みたいかわからない」 ⇒　お茶を淹れました ⇒　コップを持ちました ⇒　お茶を飲まない	「うーん、どうしようかなあ」 ⇒　部屋に入りました ⇒　ベッドに入りました ⇒　服を脱がない	不明 不明 不明 非合意
「お茶を淹れてくれてありがとう」と言いつつお茶を飲まない	「誘ってくれてありがとう」と言いつつ体に触れるのを拒否	非合意
「お茶飲みたい」と言ってお茶を淹れたのに、飲まずに寝てしまった	「エッチする」と言ってベッドに入ったのに寝てしまった	残念 (非合意)
「おいしい」と言って飲む	「いいわ、素敵よ」と言われる	合意
(前回は喜んで飲んでくれたのに)「今日はいらない」と言われた	(前回はエッチしたのに)「今日はしたくない」と言われた	非合意

にするのは野暮だ」という声も聞こえてきそうですが、相手の言葉、もしくは態度で示されるはっきりとした合意がなければ、セックスをしてはいけないのです。

次に、性的同意の要点を列挙しておきましょう。射精道を実践する男子は肝に銘じてほしいと思います。

①明確な同意が必要
②無理強いはダメ
③途中で心変わりすることがある
④断られても逆ギレしない
⑤寝ている時や意識がない時はダメ
⑥同意はその瞬間だけ（毎回同意が必要）

第15条　暴力を振るう男はセックスをする資格なし

僕のひそかな自慢は、「テストでカンニングをしたことがない」こと、「万引きをしたことがない」こと、そして「女性を叩いたことがない」ということです。

「女性を叩いたことがない（自分の娘へのおしりペンペンを除く）」というのは、幼少期に「男子のほうが女子より力が強いから叩いてはいけない。女性との喧嘩は、口でしなさい」と両親から教えられたことが身に沁《し》みついているからです。もちろん、言葉の暴力も許されるものではありませんが、口喧嘩ではいつも負けっぱなしです。当然ながら、異性間、同性間に関係なく、暴力はどんな理由があろうと許されるものではありません。

配偶者や恋人など親密な関係にある、またはあった者から振るわれる暴力を「ドメスティック・バイオレンス（DV）」といいます。暴力にはいろいろありますが、主に、殴ったり蹴《け》ったりする「身体的暴力」、言動で相手の心を傷つける「精神的暴力」、嫌がる相手に無理やり性的行為を行う「性的暴力」があります。性的暴力には、無理やり卑猥《ひわい》な動画や画像を見せたり、中絶を強要したり、避妊に協力しないことも含まれます。

アメリカの心理学者、レノア・E・ウォーカーは、DVについて「サイクルがある」と指摘しています。まず、ストレスの溜まった加害者は、暴力的になります。次に、暴力をふるったことを謝罪し、優しくなります。これを「ハネムーン期」といいます。そして、最後にイライラやストレスが高まる「蓄積」の期間がやってきます。

このサイクルを繰り返し、ＤＶ被害は拡大していくと、ウォーカーは指摘しています。そして被害者は、ハネムーン期の優しさをその人の真実の姿であると勘違いして、「本当は優しい人だから」「暴力を振るうのは私のことを愛しているからだ」と思い込み、相手から逃げ出す選択を取らなくなってしまうのです。

また、繰り返しＤＶを受け続けることで、無気力になったり、恐怖心から逃げ出すことができなくなったりするケースも多くあります。経済的な問題や、子どもがいる場合には、逃げた後の生活が不安で踏み切れないこともあるでしょう。

いずれにしても、相手やその周囲に与える被害は甚大です。男性は（女性も同様に）どんな理由があろうとも、暴力でパートナーを傷つけることはあってはなりません。射精道において「陰茎を持つものは全員武士であれ」という言葉を忘れず、女性（パートナー）に対してはあくまで優しく誠実に対応することを忘れないでください。

第16条　常に「心・技・体」の充実を図るべし

第2章「思春期編」の**第2条**で、「心・技・体」が大事ということを述べました。「心・技・体」の「心」は、セックスするのに十分な知識と、一般常識と、コミュニケーション能力、「技」は射精の技術、「体」は大人の身体でした。この「心・技・体」が十分に備わっていない場合には、いい年をした大人でもセックスはしないほうがいいとも言いました。

「セックスをするのにふさわしい大人の男」としてあり続けるために、常に「心・技・体」を充実させる努力を怠《おこた》ってはいけません。性に関する正しい知識を持ち、必要に応じてアップデートしましょう。スポーツにたとえるなら、セックスは試合、オナニーが普段の練習です。「右手が恋人」と言えるくらいに、日頃から射精の訓練を心がけましょう。

大人の身体になってから気をつけることは、セックスのできる身体を維持することです。メタボは勃起の天敵です。高血圧、脂質異常症、糖尿病などの生活習慣病にならないように心がけましょう。

第4章　射精道　——妊活編——

妊活のための射精道は夫婦で始める

本章では、医療機関を受診することなく妊活を始める場合の、男性の心構えについて解説していきます。子どもを持たない選択をされている方々は、この章を読み飛ばしていただいて大丈夫です。

20〜30代の男性で、手術歴や化学療法・放射線療法の経験がない場合、またパートナーに生理不順、婦人科疾患による手術経験がない場合は、まずは本章の内容を参考に、自分たちで妊活を始めてください。

当然ながら、子どもを作るためにはセックスをして、男性が女性の腟内に射精をしなければなりません。江戸時代の儒学者、貝原益軒《かいばらえきけん》が記した『養生訓』の一説のように「接して漏らさず」ではダメです。

また、子どもを持つことに対する認識をすり合わせるために夫婦でしっかりと話し合い、子どもがいることを想定したライフプランについて考えることも立派な「妊活」です。妊娠を目的としたセックスと合わせて、ぜひ二人でよく話し合い、価値観を合わせておくことをお勧めします。

妊活における「射精道」

第１条　妊活は二人の共同作業にて積極的に取り組むべし

第２条　女性の月経周期と妊娠のメカニズムを勉強すべし

第３条　自分の精巣周囲に注意を払うべし（竿よりも玉が大事）

第４条　生理が終わってからの２週間が勝負の時期と心得よ

第５条　排卵日はあえて気にすることなかれ

第６条　よい精子は頻回の射精に宿る

第７条　セックスも数打てば当たると心得よ

第８条　うまくいかなくても次回頑張ればよい

第９条　セックスをしなければ子どもはできないと心得よ

第10条　週２回以上セックスをしても結果が出なければ不妊を疑うべし

第11条　不妊の原因は男女半々にて自分は大丈夫と思うことなかれ

第12条　精液の内容は日替わりで大きく変動するものと心得よ

第13条　可能な限り負の要素を排除すべし

第14条　ストレスフリーの生活を心掛けるべし

第15条　二人にとって気持ちのいいセックスを追求すべし

第1条　妊活は二人の共同作業にて積極的に取り組むべし

僕はNHKの朝ドラが好きで、ここ10年くらいはだいたい欠かさず見ています。朝ドラの舞台は戦前であることが多いのですが、話の中で、今でいう妊活の場面がちょいちょい出てきます。そうした時に、ちょっとおかしいと感じる場面があります。子どもがなかなかできないと、女性だけの責任とされていることです。当時の人たちにとっては「男性にも責任がある」という発想がほとんどなかったことが分かります。「男性は種さえ蒔《ま》いておけば何とかなる」的な考えです。

最近は夫婦でブライダルチェックをするカップルも増えましたが、まだまだ「子どもができないのは女性のせいである」という考えの方は、多くいらっしゃいます。しかし実際には、WHO（世界保健機関）の報告によると、不妊の原因の約半数は男性にあることが分かっています。

ところが、リクルートライフスタイルが2018年に行った「不妊に関する意識調査」によると、不妊原因の半分は男性側にあることを「知っている」と答えた人は、男性で46・4%、女性で56・7%でした。調査対象になったのは「将来子どもが欲しいと思っている」20～40代の男女です。つまり、妊活に関心がある男女でこの数字だったわけですから、それ以外の男女については、さらに知らない確率は高くなると想像できます。
（参考：https://www.recruit.co.jp/newsroom/recruit-lifestyle/news/others/nw26561_20180730）

僕が勤務するリプロダクションセンター（生殖医療専門施設）では、最近になってご夫婦で受診されるケースが増えてはきましたが、「妻に言われてしぶしぶ……」といった夫もまだ見られます。さらに、精液検査に対してネガティブな反応をする方や、中には「屈辱的」と口にする方もいらっしゃいます。

まだまだ、不妊治療において最初のアクションをとるのは女性が多いのが現状です。

しかし、当たり前ですが、子どもは夫婦二人で作るものです。お手伝い感覚やつきそい感覚を捨て、男性も妊活を自分の問題として主体的に関わるのだ、とマインドセットしましょう。夫婦二人の共同作業として、妊娠を目的としたセックスに取り組んでください。妻だけ、もしくは夫だけの孤独な戦いをしていては、子どもは作れないのだ、と肝に銘じてください。

第２条　女性の月経周期と妊娠のメカニズムを勉強すべし

妊活を妻だけの孤独な戦いにせず、夫も主体的に関わるためには、女性の月経周期と妊娠のメカニズムについて、男性もよく理解しておくことが重要です。妊活の第一歩は、セックスをすることではありません。妊娠のメカニズムを学び、どうしたら妊娠が成立するのかを知ることです。

男性の精液は、毎回濃度や運動率は異なりますが、無精子症でない限り、ほぼ毎回の精液に精子が含まれています。精子は女性の体内で数日～1週間程度生存することができます。すなわち、男性が1回でもセックスをすれば、相手の女性は妊娠する可能性があります。

一方、女性の場合は、セックスをしても妊娠しやすい時期としにくい（しない）時期があります。このことを理解するためには、女性の月経周期について知る必要があり、妊娠のメカニズムを知るためには、女性の月経について勉強しなければならないのです。

正常な生理（月経）の期間は3～7日間、25～38日周期でやってきます。一般的には28～30日前後が多いでしょう。周期の変動は6日以内が正常とされています。そして、通常1回の月経周期に1回の排卵（卵巣から卵子が放出されること）があります。その排卵の14日後に子宮内膜がはがれ落ちて、月経が始まります。

つまり、月経周期の変動は、排卵する時期の変動によって決まるということです。裏を返せば、月経周期から排卵日が推定できるということになります。

資料10　月経サイクルと妊娠可能時期

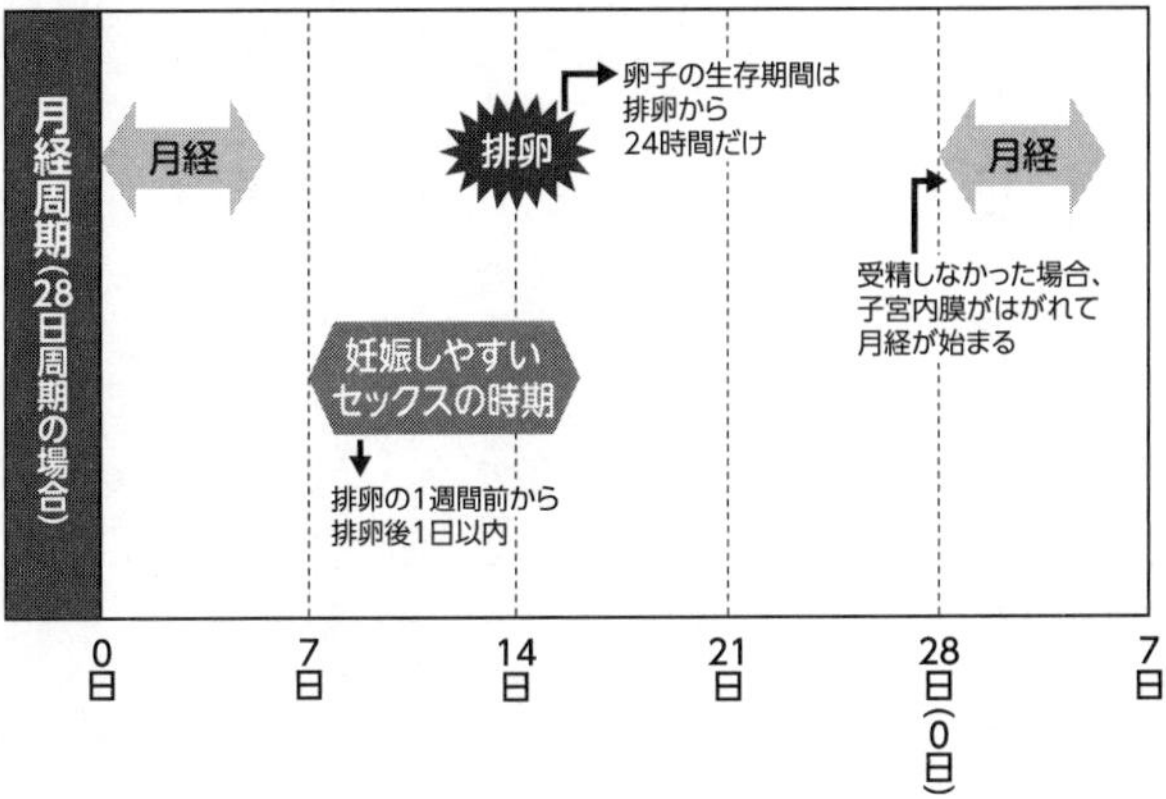

女性はおよそ1カ月（1回の月経周期）に1回しか排卵しないので、その卵子が存在している時に精子が卵子に出会わなければ受精卵ができず、妊娠もしないのです。

しかも、卵子は排卵してから24時間しか生きられません。したがって、精子が1週間生きているとしても、理論上、女性が排卵する約1週間前から排卵後1日以内のセックスでしか妊娠できないのです。

排卵日は、病院などで検査をしない場合は、月経周期から推定するしかありません。月経周期も必ず一定とは限らないため、ピンポイントで予測することはできません。しかし、相手の月経周期を知ることで、妊娠しやすい時期を推定することは可能です。

男性は、女性から妊娠を目指してセックスをする日を指定してもらうのではなく、自分でも相手の月経周期から妊娠しやすい時期を推定して、積極的に狙いに行くようにしてください（狙うべき日は本章の**第4条**を参照）。

僕の診察室には「『今日は排卵日だからセックスお願いね』と妻から言われると勃たなくなるんです……」という男性が来ることが少なくありません。僕はこうしたケースを「排卵日ＥＤ」と呼んでいます。それほどに、男性のメンタルは繊細なものなのですが、僕はそういう男性たちには「自分で奥さんの排卵日を予測して、自分から積極的に狙いに行ってください」とお伝えしています。

人から言われるとやる気が出なくなるのに、自分で決めたことには一生懸命になれる、それがよくある男性の性《さが》なのです。自分から積極的にセックスに臨んでいくことで、排卵日ＥＤも予防できると考えています。

第3条　自分の精巣周囲に注意を払うべし（竿よりも玉が大事）

ずばり、妊活の主役はどちらかというと陰茎ではなく、精巣。つまり、竿《さお》よりも玉が大事です。思春期に二次性徴を迎えて最初に変化が起こるのは、精巣です。精巣が大きくなり始めてから、その他のところも大人の身体へと変わっていきます。
ところが、陰茎のほうがどうしても目立つため、その大きさは気にしたことがあるのに、精巣の大きさを気にしたことがある人は少ないのではないでしょうか。泌尿器科外来でも、陰茎の大きさや包茎についてはよく相談がありますが、「精巣が小さいのではないか」と言って受診される方は、皆無です。

精巣は、男性ホルモン（テストステロン）と精子を作る臓器で、左右の陰囊《いんのう》（袋）内に1つずつあります。テストステロンは性欲や勃起に関係する大事なホルモンであり、精子はまさに子作りの主役です。つまり実際には、陰茎の大きさよりも、精巣の大きさのほうが重要なのです。

思春期前に2mL以下の容量であった精巣は、大人になると15〜20mLまでに増大します。こんな劇的な変化を遂げるのに、あまり気にされないのは残念でもあります。

精巣は、一般に左より右のほうが大きいことが多く、日本人651人の調査によると、精巣の平均重量は右15・35g、左14・53gであったという報告があります（＊10）。

ある程度正確に測ろうとすると、やはり病院に行かなければならないのですが、自分で簡単に精巣の大きさをチェックする方法があります。親指と人差し指でOKサインを作り、その輪の大きさより自分の精巣が大きければOK。順調に成長した正常な大きさです(＊11)。OKサインの輪より大きくなくても、それほど大きさが変わらなければ問題ありませんが、半分以下である場合には、少々心配な大きさということになります。その場合は、妊活中であれば、早めに病院を受診したほうがよいでしょう。

また、精巣がOKサインよりも2倍以上大きいとか、精巣の中にしこりがある、精巣が全体的に硬い(骨のような硬さ)といった場合も、早めの受診が勧められます。

精巣が大きくなる原因は2つあり、一つは水が溜まっているだけの場合、もう一つは腫瘍です。触った時に軟らかければ、陰嚢内に水が溜まっているだけの「陰嚢水腫」です。この場合はさほど健康に問題はありません。大きくて困る場合には、外来で水を抜く処置をするか、根治するための手術を行います。

一方、陰嚢を触った時に硬くゴリゴリした感触がある場合は、腫瘍ができている可能性があります。多くの場合は悪性腫瘍、つまり、「精巣がん」です。精巣がんは、10万人当たり1人が発症する、それほど多くはないがんです。しかし、20代、30代で最も多く発症するため、不妊治療で病院を受診した際に偶然見つかるケースがあります。

また、不妊の原因となる「精索静脈瘤《せいさくじょうみゃくりゅう》」が発見されることもよくあります。陰嚢の上

資料11　精索静脈瘤のGrade（グレード＝重症度）

Grade	状態
Grade 3	立位の視診で静脈瘤を確認できる（見ただけで分かる）。
Grade 2	立位の触診で静脈瘤を確認できる（触ったら分かる）。
Grade 1	立位の腹圧負荷時の触診で静脈瘤を確認できる。

部には、血管や精管（精子の通り道）や、神経、リンパ管が束になっている「精索」がありますが、その中の静脈が血液の逆流によって拡張した状態になることをいいます。

精巣は、体温より2～3℃低い温度環境に保たれることが、精子を作るのに良い環境なのですが、体温と同じ温度の血液が逆流してくることにより、精巣の中の温度が上がったり、内圧が上がったりすることで、精子を作る機能や精子の質が低下することが分かっています。

精索静脈瘤は男性不妊患者の30～40％に見られ、男性不妊の原因のなかで最も多いと言われていますが、一般男性の15％にも見られます。したがって、静脈瘤があっても健康に問題はなく、不妊にならない人もいます。

入浴時など、自分で陰嚢上部を見て、陰嚢の表面が血管で凸凹《でこぼこ》していているのが分かる場合は、一度専門病院（泌尿器科）で検査を受けることをお勧めします。

精索静脈瘤は、視触診と超音波検査で診断され、Grade 2以上の場合は手術が勧められます（**資料11**）。精液検査で精子数や運動率の減少が見られない場合は、必ずしも治療は必要ではありませんが、なかなか妊娠しない場合は手術を検討します。

治療後は、だいたい7割ほどのケースで精液の所見が改善されます。

第4条　生理が終わってからの2週間が勝負の時期と心得よ

効率よく妊娠を目指したいというのも人情でしょうから、本項ではそこをサポートするお話をしましょう。妊娠のメカニズムが理解できていれば、その辺りをうまくやることが可能になります。

たとえば、月経周期が28日の場合、排卵してから14日後に月経が来るため、月経が始まって14日目頃に排卵していることになります。正常な月経の期間は3〜7日間、25〜38日周期でやってきます（本章**第2条**参照）。25日周期の場合は、月経が始まってから11日目頃、35日周期の場合は月経が始まって21日目頃に排卵しているということになります（**資料12**）。

資料12　月経周期と排卵日、妊娠しやすい期間の関係

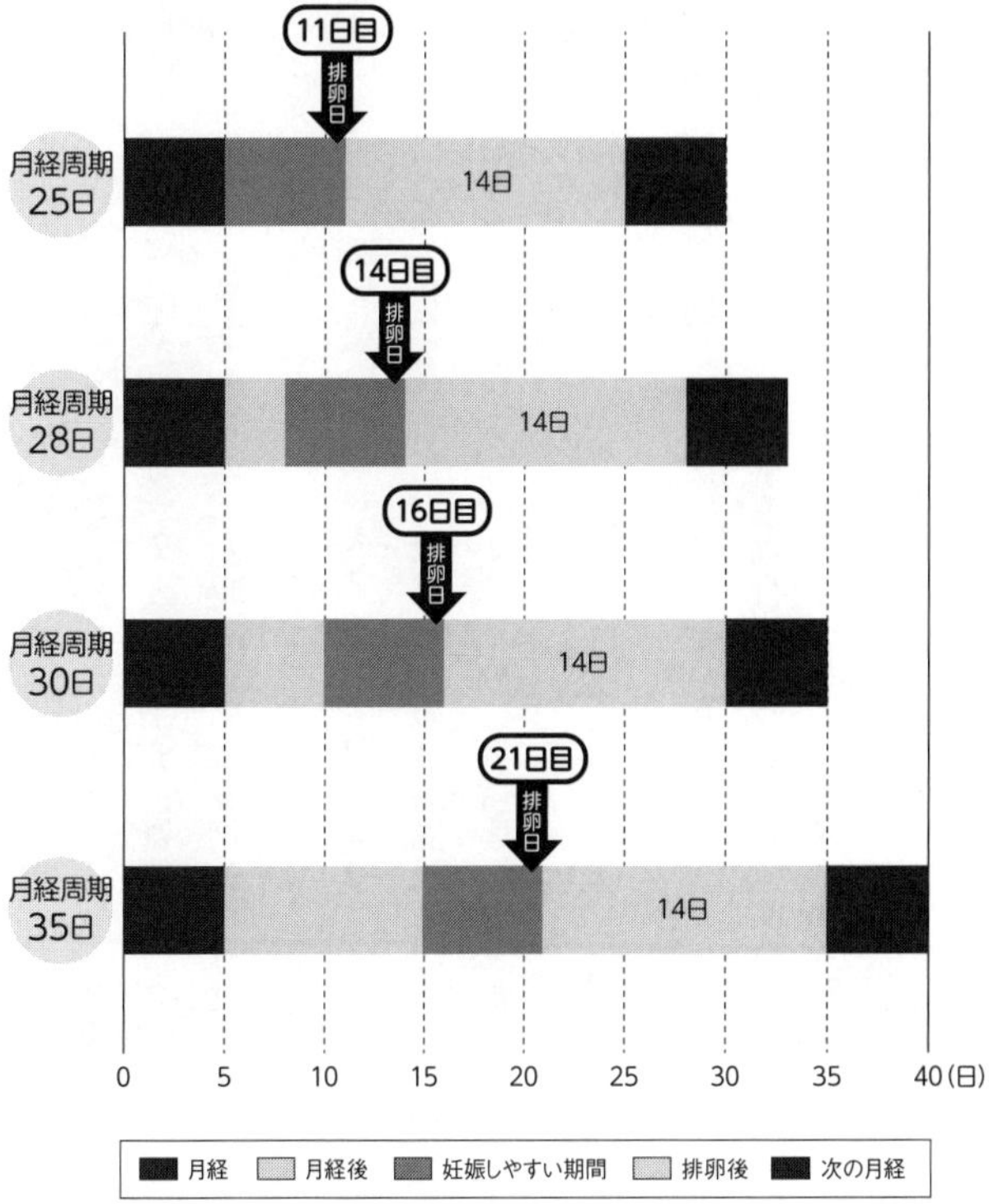

排卵日当日よりも、排卵の1～2日前のほうが妊娠する確率が高いということを考えると、月経周期が正常な女性では、ほぼ月経が終わっている月経周期8日目からの2週間に妊娠しやすい時期があることが分かります（前ページ・**資料12**）。

なお、排卵してしまった後は、24時間以内に受精しなければ妊娠することはありません。つまり、排卵日の翌日以降は、いくらセックスをしても妊娠することはないのです。

とはいえ、「妊娠しないならセックスしない」ということにしてしまうと、セックスも味気ないものになってしまいがちです。勝負の2週間以外にも、変わらず気持ちののったセックスをすることが、妊活を乗り越えるためには重要なことだと思います。次項で詳しく触れていきましょう。

第5条　排卵日はあえて気にすることなかれ

妊娠を目指してセックスをする場合、どうしても排卵日を過剰に気にするようになってしまいます。**第2条**で妊娠しやすい時期と妊娠しない時期があると言っておきながら、矛盾しているではないかと思われるかもしれませんが、これは「排卵日を特定しすぎない方がいい」という意味です。男性にとっては重要な意味を持ちます。

先に述べた「排卵日ＥＤ」の通り、排卵日を特定されてしまうと、男性は「今日は必ずゴールを決めなければならない（セックスをして射精しなければならない）」という責任を強く感じるようになります。男性が、それを大事なことだと思えば思うほど、その責任感から緊張が生まれます。そして、すでに述べた通り、緊張は勃起の大敵です。リラックスしていないと、勃起という現象は起きないからです。

こうして、排卵日という大事な日になると勃起できなくなる「排卵日ＥＤ」を発症するわけです。「失敗したら（射精できなかったら）どうしよう」と心配になって行為に集中できず、その結果、射精できずに終わる……などということもよくあります。行為が始まったらセックスに集中することが一番大事なので、無理もありません。

そもそも、排卵日は周期によって数日変動するものです。妊娠しやすい時期というのはピンポイントで特定されるものではなく、ある程度幅を持った期間を意味します。

妊娠可能な期間は、通常、排卵日までの6日間で、特に排卵日当日までの3日間に性交があれば、妊娠の可能性が最も高くなります（＊12）。

また、排卵日当日にセックスをするより、排卵の1～2日前のほうが妊娠する確率が高いという報告もあります（＊13）。

医療機関で診察を受けている場合、「この日にタイミングをとってください（セックスをしてください）」と指定されることもしばしばですが、自分のペースを崩さないことも大事です。妊娠しやすい期間には幅があること、ピンポイントで指定されると緊張してうまくできなくなることなどを妻に話し、理解してもらった上で、ご夫婦でできる範囲でその期間にセックスをするとよいでしょう。

第6条　よい精子は頻回の射精に宿る

妊活されている方のなかには、「禁欲期間（精子をためる期間）を長くしたほうがよい精子が出る」と信じている方が多いようです。そのため、一番大事な排卵日に備えて男性が何日も禁欲し、排卵日に1回だけセックスをして、濃厚な精子を出そうと考えるカップルが少なくありません。

しかしながら、「ためたほうがよい精子が出る」は正しくありません。

のべ9489件の精液検査データを解析した研究によると、精子の数が少ない男性は禁欲期間を1日（前日に射精）とし、精子の状態のよい男性は最大10日まで（なるべく7日以内）の禁欲期間とすべきであると、結論づけています。

精子の数が少ない検体では、禁欲期間を1日とした場合に最も精子運動率がよく、禁欲期間を0~2日とした場合に正常形態精子が最も多くなりました。

一方、正常精子数の検体では、禁欲期間が11日以上で、精子運動率と正常形態精子がともに低下しました（＊14）。

つまり、「禁欲せずにどんどん射精しているほうが、よい精子が出る」ということになります。

第9条で紹介しますが、日本人は諸外国と比べ性交回数が少なく、若い世代も例外ではありません。そんな日本人でも、性交の回数が増えれば、自然妊娠する可能性が高まることが確認されています（＊15）。

効率を重視することも悪くはありませんが、一回のセックスで決めてやろうと思わず、地道な努力を積み重ねることも大事だということです。

また、先のように、精子を濃くしようとセックスの回数を制限しているカップルに限らず、そもそも「妊活しています」と言っている割には、セックスの回数が少ないケースが多いと、僕は感じています。月に2、3回のセックスしかしていないのに、「妊娠しない」と言って不妊治療をするのは、早計ではないかと思うのです。これについては、**第9条**で詳しく解説します。

第7条　セックスも数打てば当たると心得よ

これまで、小難しいことを述べてきましたが、そんなことを考えるのは面倒くさいという方もいらっしゃることでしょう。作戦も何も考えずに子どもが欲しいという場合、一番簡単なことは、「毎日セックスをすればよい」ということになります。毎日だとさすがに大変だという方は、1日おきでも2日おきでも構いません。できるだけたくさんセックスをしてください。

かなり古いデータになりますが、1953年に出版された『日本人の性生活』（篠崎信男著、文芸出版社）に掲載されている、「結婚してから妊娠するまで、1週間平均何回セックスをしているか」についての調査結果を見てみましょう。

これによると、当時の新婚カップルは、平均で週3・9回、セックスをしています。大体7割以上のカップルが、2日に1回以上、セックスをしていたということになります（**資料13**）。

このデータのカップルの結婚時平均年齢は夫28歳、妻23歳。夫婦103組が調査対象でし

資料13　1953年当時の新婚夫婦の平均性交回数（1週間）と、夫婦103組の子ども数

結婚直後の性交回数

毎週平均性交回数	実数	%
1回以下	4	3.9
1～2回	9	8.7
2～3回	13	12.6
3～4回	14	13.6
4～5回	31	30.1
5～7回	32	31.1
週平均性交回数	3.9	

現存子ども数

子ども数	実数（夫婦数）	%
0	7	6.8
1	28	27.2
2	19	18.4
3	20	19.4
4	12	11.7
5	10	9.7
6	6	5.8
7	1	1.0
平均子ども数	2.6	

出所：『日本人の性生活』（篠崎信男著、文芸出版社、1953年）

たが、子どもは平均で2・6人いました。

現代では、子どもが4人以上というのは非常に珍しいですが、当時は28%もいました。これには、夫婦ともに若いということもありますが、性交回数が多いことも大いに関与していたと僕は考えています。

実際に、性交の回数が多いほど6カ月以内の妊娠率は上昇し、週3回以上で6カ月後の妊娠率が50%を超えるという報告があります(＊16)。

たとえ一回一回の精子濃度や運動率が低い場合でも、回数が多ければ、子宮内の精子数は累積して増やすことができます。コンスタントにセックスをしていれば、排卵の時期が多少ずれたとしても、いつかは妊娠するベストタイミングに当たりますから、妊娠する可能性がグンと高まります。

セックスの回数が多ければ多いほど、妊娠のチャンスが生まれるということを忘れないでください。

第8条　うまくいかなくても次回頑張ればよい

当たり前のことではありますが、妊娠を目指してセックスをしても、必ずすぐに妊娠するとは限りません。排卵日を狙って性交する「タイミング法」を始めた場合、月経周期あたりの妊娠率は、当初はおよそ5％。累積妊娠率は6カ月でおよそ50％、24カ月でおよそ60％と、横ばいとなります（＊17）。

逆に言えば、6カ月頑張っても、約半数のカップルは妊娠に恵まれないことになります。そのため、カップルの年齢にもよりますが、とりあえず1年はタイミング法を頑張って続けるのが基本と考えてください。

よく、期待していたのに月経が来てしまったのでため息をつくシーン、ドラマなんかで見ますよね。そもそも妊娠することは、自分で調節することのできない出来事です。やることはやって、あとは神のみぞ知るです。僕の生殖医療の師匠でもあるリプロダクションクリニック大阪・東京の松林秀彦先生の言葉を借りれば、「ニュートラルな気持ちが大事」です。一回一回気持ちを切り替えていきましょう。

また、子どもを作るためにセックスをするという設定を変えることも有効かもしれません。二人にとって気持ちのいいセックスができると幸せですよね。特に男性は、激しいセックスの末に射精した後は、ぐったりと疲れるものです。ピロートークもままならず、すぐに高いびき……なんて経験をしたことのある男性は多いことでしょう。セックスに限らず、一般的に適度な運動をして身体が疲れると、よく眠れるものです。

また、セックスでオルガズムを得ると、男女ともに愛情・幸せのホルモンと呼ばれる「オキシトシン」の分泌が増加します。オキシトシンにはストレスを減退させてリラックスさせる効果があるので、睡眠の質をよくする効果も得られるでしょう。

睡眠がしっかりとれれば、気力も体力も養われるので、翌日にはまた、セックスをする元気が出てきます。睡眠不足は「テストステロン」という男性ホルモンの減少につながることが明らかとなっていますから、「よいセックスをしてよい睡眠をとり、またセックスをする」という、妊活に最適なサイクルを回していきましょう。

第9条　セックスをしなければ子どもはできないと心得よ

第6条と第7条でもセックスの回数が大事と言いました。なぜ僕がセックスの回数に関して繰り返し注意喚起をするのかというと、不妊外来を受診されるご夫婦のセックスの回数は、少ないということを常々感じているからです。

日本人のセックスの頻度は、世界平均から見て圧倒的に少ないということをご存じでしょうか。イギリスの大手コンドームメーカー、Durex 社が２００５年に行った「グローバル

セックス サーベイ」によると、日本人の年間の性交の回数は45回、およそ8日に1回であり、調査対象となった41カ国中、最低でした。

２０１１年の同調査（「セクシャル ウェルビーイング グローバル サーベイ」）では、37カ国を対象にセックスの回数が週１回以上の人の比率を取っており、ここでも日本はわずか27％と最下位でした。

一方、性交回数の世界平均は、年に１０３回とおよそ週2回という結果でした。

また、結婚している（または交際相手がいる）人のセックスの頻度については、日本のコンドームメーカーの相模ゴムが行った２０１３年の調査があります。それによると、１カ月のセックスの平均回数は、20代が４・１１回とおよそ週1回、30代が２・６８回と11日に１回という結果でした。

日本産科婦人科学会では、不妊症を「妊娠を望む健康な男女が避妊をしないで性交をしているにもかかわらず、一定期間（1年間）妊娠しないもの」と定義しています。不妊症の定義において、性交の頻度について触れられていないのは残念ですが、世界平均で見て週２回のセックス、すなわち月に8～9回のセックスをしていなければ、「避妊しないで普通にセックスしている」ことにはならないと考えていいでしょう。少なくとも、排卵日を意識しないでセックスを週1回以下しかしていない場合、そもそも不妊と言えるかどうか分からないということになります。

女性向け健康情報サイト「ルナルナ」が2015年に行った「妊活とセックスについて」という調査によると、「妊活中のセックスの回数は」という質問に対して、「月3〜4回」が36・9％と最も多く、次いで「月5〜6回」が21・6％、「月1〜2回」が21・5％、「月7回以上」が17・7％でした。

このデータから読み取れることは、調査対象の妊活中カップルの8割以上は、不妊症かどうかを判断するのに十分な回数のセックスをしていないということです。本気で子どもが欲しいのならば、とにかくセックスの回数を増やすこと。それだけでも妊娠率は上昇するはずです。

第10条　週2回以上セックスをしても結果が出なければ不妊を疑うべし

セックスの回数が少ない場合、セックスの回数を増やせば妊娠率は上昇する可能性があります。一方、週2回以上のセックスを1年以上継続していても妊娠しない場合は、不妊を疑う必要があります。

第8条でも述べましたが、排卵日を狙って性交するタイミング法を始めた場合、月経周期あたりの妊娠率は当初はおよそ5％。累積妊娠率は6カ月でおよそ50％、24カ月でおよそ60％と、横ばいとなります（＊16）。

逆に言えば、6カ月頑張っても、約半数のカップルは妊娠に恵まれないことになります。そのため、1年まではタイミング法で頑張ってもよいですが、結果が出なければ、不妊であるかどうかの検査を受けたほうがよいでしょう。

この時、女性だけでなく二人一緒に検査を受けるようにしましょう。その理由については次の**第11条**で述べます。

第11条　不妊の原因は男女半々にて自分は大丈夫と思うことなかれ

泌尿器科の医師になりたての頃、男性不妊について勉強したいと思った僕が、先輩医師に相談すると、「男性不妊なんて、やれることがないからやめたほうがいい」と諭《さと》されたことがありました。二十数年も前の出来事ですが、今現在でも不妊治療においては、その対象は女性がメインとなっています。

ところが、120ページで述べた通り、WHO（世界保健機関）の調査では、不妊の原因の約半分は、男性側にあるというのが事実です（＊18）。

つまり、子どもができないリスクは、男女ともに同じくらい持っているということを念頭においておくべきなのです。夫婦に子どもがなかなかできないという事態になった時、「自分に原因はないはずだ」と考えないようにしてください。たとえ勃起や射精が正常でも、精子に問題がある可能性はあります。

妊活の末、不妊治療へと一歩進める決断をすること、そして実際に医療機関へ行き、さまざまな選択肢を医師から提示された時の選定など、すべて妻に任せず、夫も自分のこととしてマインドセットをすることが必要です。

それが、妊娠の可能性を広げることにつながります。

第12条　精液の内容は日替わりで大きく変動するものと心得よ

じつは、精液中の精子の状態は、射精のたびに大きく変動します。

健康な男性が１２０週間にわたり、毎週精液検査をした精子濃度の結果が報告されていますが、グラフの値は測定ごとに大きく上下し、１００倍程度の差も見受けられます。この期間中、男性は投薬を受けたり、発熱したりすることはなかったにもかかわらずです（＊19）

資料14　精液所見の基準値（WHO）と妻が妊娠した日本人男性の中央値

	WHOの基準値	妻が妊娠した日本人男性の中央値
精液量（mL）	1.4	3.0
精子濃度（×百万個/mL）	16	84
総精子数（×百万個/射精）	39	239
運動率（%）	42	66
前進運動率（%）＊	30	8.5（?）

＊前進運動率とは、①前進運動精子（活発に動きまわっている精子）、②非前進運動精子（前進運動を欠いた運動をする精子）、③不動精子のうち、①前進運動精子のみの割合のこと。

（＊20）。

精子の状態が大きく変化する原因は分かっていませんが、体調が安定していても、精子の状態は射精のたびに大きく変動するということです。

このことから、一度の精液検査の結果では、とてもその男性の精液の状態を適切に把握することはできない、ということになります。

精液検査は、もちろん医療機関で受けることができますが、最近は、自宅用の精子観察キットが各社から発売されており、比較的簡単に自分の精子の状態を知ることができます。

自分の精子の状態を適切に把握するためには、精液検査は複数回受ける必要があります。1回の精液検査の結果で一喜一憂せず、できれば3回、そしてできれば定期的に精液検査を受け、自分の精子の状態を把握するようにしましょう。

WHOによる精液検査の基準値（2021年）と、妻が妊娠した日本人男性の精液所見の中央値を、前ページの**資料14**に示しています。WHOの基準値は、決して標準的な値というわけではなく、「自然妊娠するための最低限のライン」という意味になります。このことは、妻が妊娠した日本人男性の精液所見と比べてみれば、一目瞭然です。

したがって、WHOの基準値以下の場合や、基準値を少し超えた程度の精液所見では、自然妊娠する可能性はかなり低いということになります。

以上を踏まえ、まずは自分の精液を3回調べることから始めてみましょう。

第13条　可能な限り負の要素を排除すべし

よく、「精子を増やすためにはどんな食べ物がいいですか」とか「何を飲めばよいでしょうか」という質問を受けます。しかし、一番に考えるべきは、何かを「足す」ことよりも、精子にとってよくないものを「減らす」ことです。

「口にすることで精子が増える」というものが存在するならば、とっくに男性不妊の治療薬になっているはずです。しかし、残念ながら今現在、これを飲んだら確実に精子が増えるという薬は存在していません。であるならば、精巣で精子を作る機能の足を引っ張る確たる要因はいくつか分かっていますから、まずはそれをやめることを優先しましょう。

精巣にストレスを与える要因はいくつかありますが、なかでも精子の質を下げる負の影響が大きいとされているのが、喫煙です。タバコを吸うことで、精子濃度と運動率が減少し、精子の奇形率は増加します。さらに、精液中の白血球や活性酸素を増加させるため、精子の遺伝情報の元になっているＤＮＡが損傷するリスクが高まるといわれています。

実際に、不妊治療目的で僕のところへ来たヘビースモーカーの30代男性の精液検査をしたところ、精子濃度が１mLあたり１００万以下ということがありました。精子濃度の正常値は１mLあたり１５００万以上のため、かなり少ないといわざるを得ない結果だったのです。「自分には問題はない」と思っていたその男性は、この結果にショックを受け、１日30本吸っていたタバコをキッパリとやめました。それから半年後、もう一度精液検査をしたところ、今度は精子濃度が６０００万／mLと、正常レベルに回復していました。いかにタバコが精巣に悪影響を与えているのかが、よく分かる事例です。

この男性は、勃起や射精に問題がなく、セックスも問題なくできていたので、「まさか自分に原因があるとは思っていなかった」と話していました。夫婦ともに、もしくはどちらかに喫煙習慣があり、なかなか子どもができないという場合には、禁煙に挑戦してみるとよいでしょう。

また、精巣は熱に弱い性質があるため、サウナや長風呂もできるだけ控えたほうが無難です。身体の熱を避けるため、精巣はわざわざ体の外に出されているわけですから、陰嚢をぴったりと身体に密着させてしまうような下着もお勧めできません。下着は風通しがよく、熱がこもりにくいトランクスがよいでしょう。

また、ひざにパソコンを乗せて作業をすることも避けましょう。パソコンの熱の影響が精巣に及ばないようにするためです。

長時間の自転車走行も、できるだけ避けましょう。サドルの刺激で男性器付近の血流が悪くなりやすく、ＥＤの原因となったり、精子の濃度や運動率の低下など、精子に悪影響を与えてしまいます。実際に、自転車によく乗る男性のＥＤ発症率が高いという報告もあります。

さらに、育毛剤にも注意が必要です。最近は、ＡＧＡ（男性型脱毛症）の治療薬を服用している人が増えてきましたが、治療薬のなかでも「フィナステリド（プロペシア）」や「デュタステリド（ザガーロ）」を主成分とするものを使用していると、性欲減退や精子濃度の減少、ＥＤなどの原因になるケースもあり、子作りを考えているのなら、このタイプの育毛剤の使用は控えるようにしましょう。

同じく、育毛剤として「ミノキシジル」も広く服用されていますが、こちらは精巣への影響はないといわれています。

第14条　ストレスフリーの生活を心掛けるべし

妊活をするにあたっては、ストレスの少ない生活を送っていただくことがプラスに働くと考えてください。

ストレスと妊娠については明確に分かってはおらず、諸説ありますが、さまざまなストレスによって体内に発生する活性酸素によって身体が受ける酸化ストレスが、精子によくないという指摘もあります。

特に重要なのが、夫婦ともにメンタルを安定させることです。

妊活が長期間続き、なかなか結果が得られなくなってくると、夫婦関係がぎくしゃくしてくることがよくあります。妻は夫に「今日は排卵日だから絶対セックスしてね」とプレッシャーをかける。逆に、夫は妻へ「忙しいのに何度も病院へ行くのは大変だ」と協力的でない態度をとる。これでは、二人ともにストレスがどんどんたまってしまいます。お互いにうまく自分の気持ちを伝えることができないというご夫婦の間に、僕が介入して仲裁する場面もよくあります。

お互いにストレスをためることが、妊活によい影響を与えることはありません。焦りや不安が募る気持ちも分かりますが、お互いを敵のように責めるのではなく、同じ目的を持つパートナーとして、ぜひいたわりの言葉を掛け合ってください。

妊活を、お互いの愛情や優しさを改めて確かめ合うコミュニケーションと二人で位置付けて、ストレスをなるべく減らし合えるようにしていきましょう。

第15条　二人にとって気持ちのいいセックスを追求すべし

本当は、これが最初にお伝えしたいことです。妊活中は、妊娠することを中心に考えすぎてしまうあまり、セックスを楽しむ心を忘れがちです。しかし、セックスは「二人が気持ちよくなる（快楽を得る）」ことも重要なモチベーションであることを忘れないでほしいのです。

人間のセックスには、3つの側面があります。一つは、動物の本能として子孫を残すために行う「生殖の性」。もう一つは、性的な快楽を得るために行う「快楽の性」。そしてもう一つは、お互いがより親密になり心の絆を深め合うための「連帯の性」です。

この章の主題でもある「生殖の性」は、子を宿し、家庭を築き上げるためのセックスです。「快楽の性」は、若い男女にとって、とても重要な意味を持ち、セックスを行う大きなモチベーションとなります。そして、人間がただ繁殖目的だけでセックスをするのではない証《あかし》と言える「連帯の性」は、人間らしいセックスの側面です。

この3つの側面に優劣はなく、どれもとても大切なものです。妊活においてもそれは同じですが、「生殖」の目的意識が強すぎるために、つい「快楽」はおきざりにされてしまいがちです。

患者さんの中には、妊活のセックスを、まるで義務か苦行のように考えてしまっている方が時々いらっしゃいます。しかし、義務的なセックスほどつまらないものはありませんし、男性はそうしたプレッシャーを抱くと、十分な勃起も得られなくなります。

同じように、女性にとっても義務的なセックスはつまらないものですし、気が進まなくなるのが自然でしょう。

昭和の感覚を引きずっている男性や体育会系の男性（男性に限りませんが）は、「苦労しなければ物事はうまくいかない、楽しんでいては結果が出ない」と思いがちです。特にスポーツの世界にはそういう指導者が多かったわけですが、最近は、練習を楽しみながら結果を出す、という方針が主流になりつつあるようです。

セックスは苦行ではありません。二人で楽しく、気持ちのいいセックスを追求していきましょう。一緒にHなビデオを見たり、ラブホテルをはしごしたり、一緒にお風呂に入って身体を洗い合ったり、コスプレを楽しんだりして、気分を変えるのもよいでしょう。

二人が楽しいと思えるセックスをして、その結果として妊娠できたとしたら、こんなに素晴らしいことはありません。

第5章　射精道　――中高年編――

性欲は枯れないのに性行為は減っていくのが中高年

ここからは、中高年の性の話題になります。中高年の読者の方は現実問題として、若者のみなさんは将来の自分の姿を想像しながら、これからの性行動に反映していただければと思います。

中高年期で取り上げるべきトピックスは、「身体の変化」と「セックスレス」の2つになるでしょう。

先に述べた通り、日本人は世界の標準と比べると、セックスレスの傾向が高く、その傾向は中高年になるとさらに顕著になります。

次の図（**資料15**）は、ここまでにも何度かご紹介している、一般社団法人日本家族計画協会が2020年に行った日本人のセックスの実態を調べたアンケート調査「ジャパン・セックスサーベイ2020」の、「この1年間のおよそのセックス回数について教えてください」という質問の答えをまとめたものです。

これによれば、この1年以上セックスをしていない人の割合は、20代男性で17・9％、30代男性で28・3％に対して、40代男性で35・9％、50代男性で45・3％、60代男性で62・2％となっています。他の割合を見ても、年齢が高くなるにつれてセックス回数が顕著に減少

資料15　日本人の１年間のセックス頻度

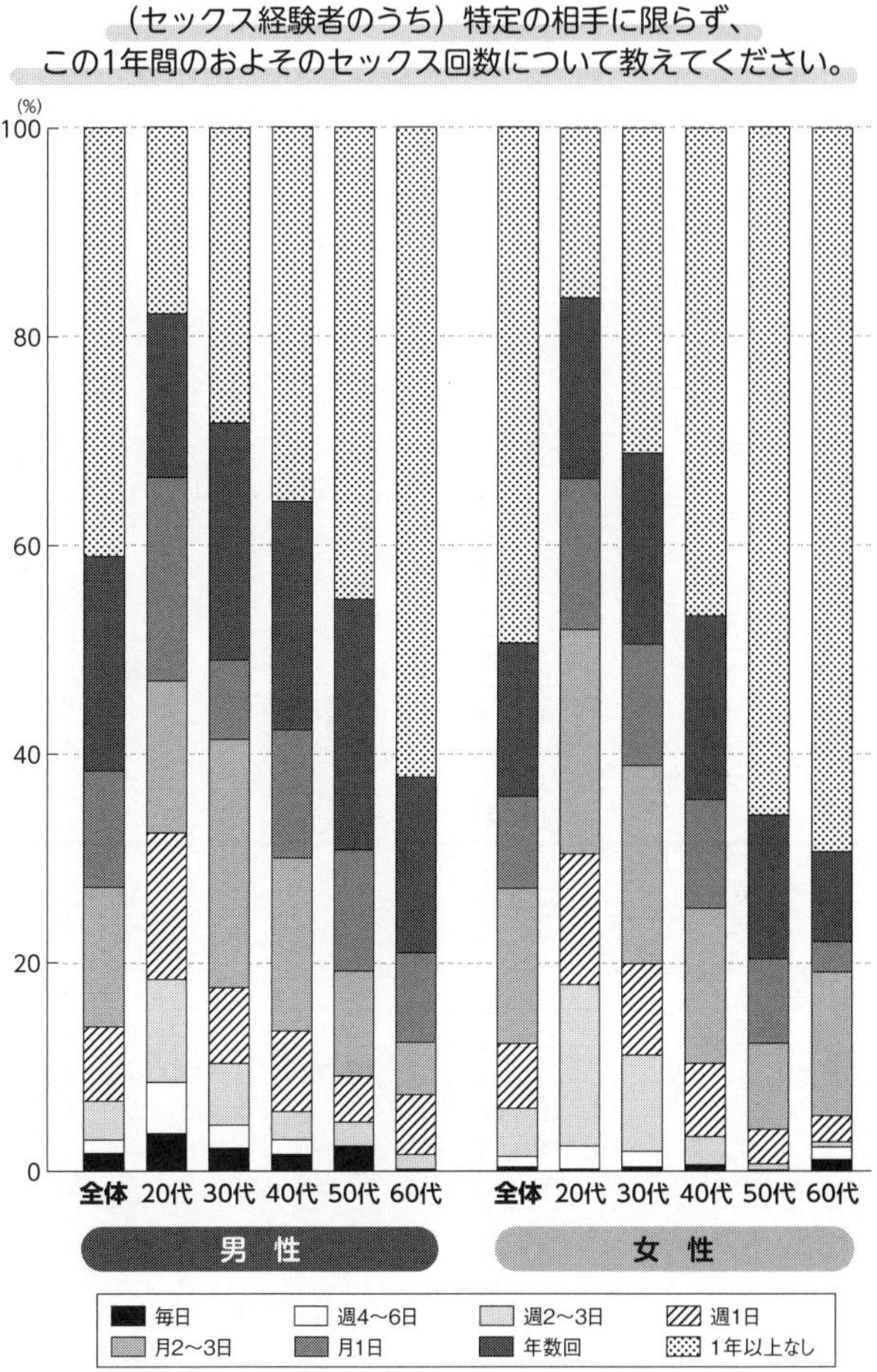

出所：一般社団法人日本家族計画協会「ジャパン・セックスサーベイ2020」

していることが分かります。

泌尿器科医として言わせてもらえば、40代はもちろん、50代、60代になっても、男性の性欲はまだ枯れていない時期です。10代、20代ほどではないにせよ、いろいろな経験を経て、余裕を持って楽しめるようになる円熟の頃。それなのにセックスの回数がどんどん減っていくのは、じつにもったいないことだと思います。

なぜ中高年男性のセックスの機会が減っているのかというと、女性側の数値を見れば明らかです。見ての通り、中高年女性は男性よりもさらにセックス回数が減少しています。

そのわけは、日本性科学会のセクシュアリティ研究会が２０１４年に調査した「中高年セクシュアリティ調査結果」から読み解けるでしょう。本調査によると、50代以上の男性の約40％が「妻とのセックスを求めている」ことが分かりました。一方で、50代妻のほうはというと、「夫とのセックスを求めている」のは22％にとどまっています。60代になると、その数は12％と、さらに激減していました。妻の夫に対する性愛の減退、まだ性的にアクティブな夫を受け入れられないという事実が、セックスレス夫婦の大きな要因となっていることが分かります。

また、40～50代以上になると、男女ともに性機能の大きな節目を迎えることも、セックスに影響してきます。女性は閉経に伴う更年期を迎えますし、男性も男性ホルモンの減少が始まり、なかには「男性更年期（ＬＯＨ症候群）」が始まる人もいます。つまり、40～50代を超えると、男女ともに性欲の減退が起こってくるのは自然なことです。

とはいえ、勃起や射精などの男性器の機能をできるだけ維持し続けることは、男性の心身の充実のためには大切なことだと、僕は考えています。

人間の身体でもなんでもそうですが、「使わないものは衰える」のです。歩かなければ脚がどんどん衰えるのと同じように、陰茎も使わなければ衰えます。セックスをしなくなり、オナニーもしないでいると、陰茎も「廃用性萎縮《いしゅく》」をきたし、勃起も射精もしにくくなる状態に至ります。その名の通り、使わないことで機能が衰えるのです。

ただ、身体の機能には多くの場合、可逆性があります。適切に使い続けることで、機能を維持できるということもありますし、衰えたとしても鍛えることで、またその機能を取り戻すことも可能となります。

陰茎もまた、性的な興奮を得て勃起することで、陰茎海綿体のすみずみまで血液が行きわたり、海綿体の萎縮を防ぐことができます。射精をすれば前立腺の血流がよくなって、精巣の働きも活性化されます。

最近では、一定の射精回数を保つことで、前立腺がんを予防できる可能性があることも分かってきました。中高年期にも性生活を維持することは、男性の健康維持のためにはよいことであるといえます。

また、いくつになっても、好ましいパートナーとの肌の触れ合いを持つことも重要です。人生を豊かにしてくれる大きな要素となることは間違いありません。生理学的にも、人間は他者と抱き合ったり、キスをしたりと、肌と肌を触れ合わせることで、「幸せホルモン」と呼ばれるオキシトシンの分泌を増加させることが分かっています。

そのため、若い頃のような激しく情熱的なセックスができなくなったとしても、中高年期にはその時期の身体のペースに合わせて、円熟期ならではの豊かなセックスをすることを、僕はいつもお勧めしています。いくつになっても、性機能を保つために、また、幸福度を上げるためにも、セックスやオナニーはしたほうがよいのです。

その実現のために、本章では中高年男性のための射精道について記していきます。一つは、パートナーとの結び付きを再構築するために、もう一つは、中高年期に男性器を健全に維持するために、射精道の教えを役立ててください。

中高年の「射精道」

第1条　スキンシップと対話を基本とする
第2条　中高年期に身体は変化すると心得よ
第3条　過去の栄光にすがるべからず
第4条　相手と性について話し合うべし
第5条　行為に集中できる環境を確保すべし
第6条　「言葉の前戯」を活用すべし
第7条　マッサージで心までほぐすべし
第8条　挿入は必須ではないと心得よ
第9条　硬い勃起にこだわるべからず
第10条　「接して漏らさず」「接して入れず」を許容すべし
第11条　道具やゼリーを積極的に活用すべし
第12条　オナニーを忌避するべからず

第1条　スキンシップと対話を基本とする

中高年になると、パートナーとの間に心と身体のすれ違いが生じてくることが少なくないようです。その大きな原因が、長年のなれ合い状態からくる「言わなくても分かるだろう」とか、「夫婦なんだからこれくらいは当たり前」という間違った認識からきていると、僕は考えています。

というのも、中高年の妻側からよく聞くのが、「日ごろ話もしない、手も握らないのに、夜になるといきなりセックスを求められる」という不満です。つまり、多くの男性が、さまざまなレベルの求愛行動を端折《はしょ》って、いきなりセックスをしようとしていることが分かります。これでは、女性から拒絶されるのも無理はありません。

「長年連れ添っているのに、今更そんなこと必要ないでしょ」と思うかもしれませんが、セックスの前の求愛行動は、動物としてはあるのが当たり前のことなのです。

イギリスの動物行動学者デズモンド・モリスは、「あらゆる動物の求愛パターンは、典型的なプロセスとして組み立てられている」と言い、人間の関係性が深まっていく様子を12段階で表しました。それが、次の「求愛（ふれあい）の12段階」（**資料16**）です。

アイコンタクトに始まり、会話が生まれ、やがて手をつなぎ、体と体が触れ合うようにな

資料16　ふれあいの12段階

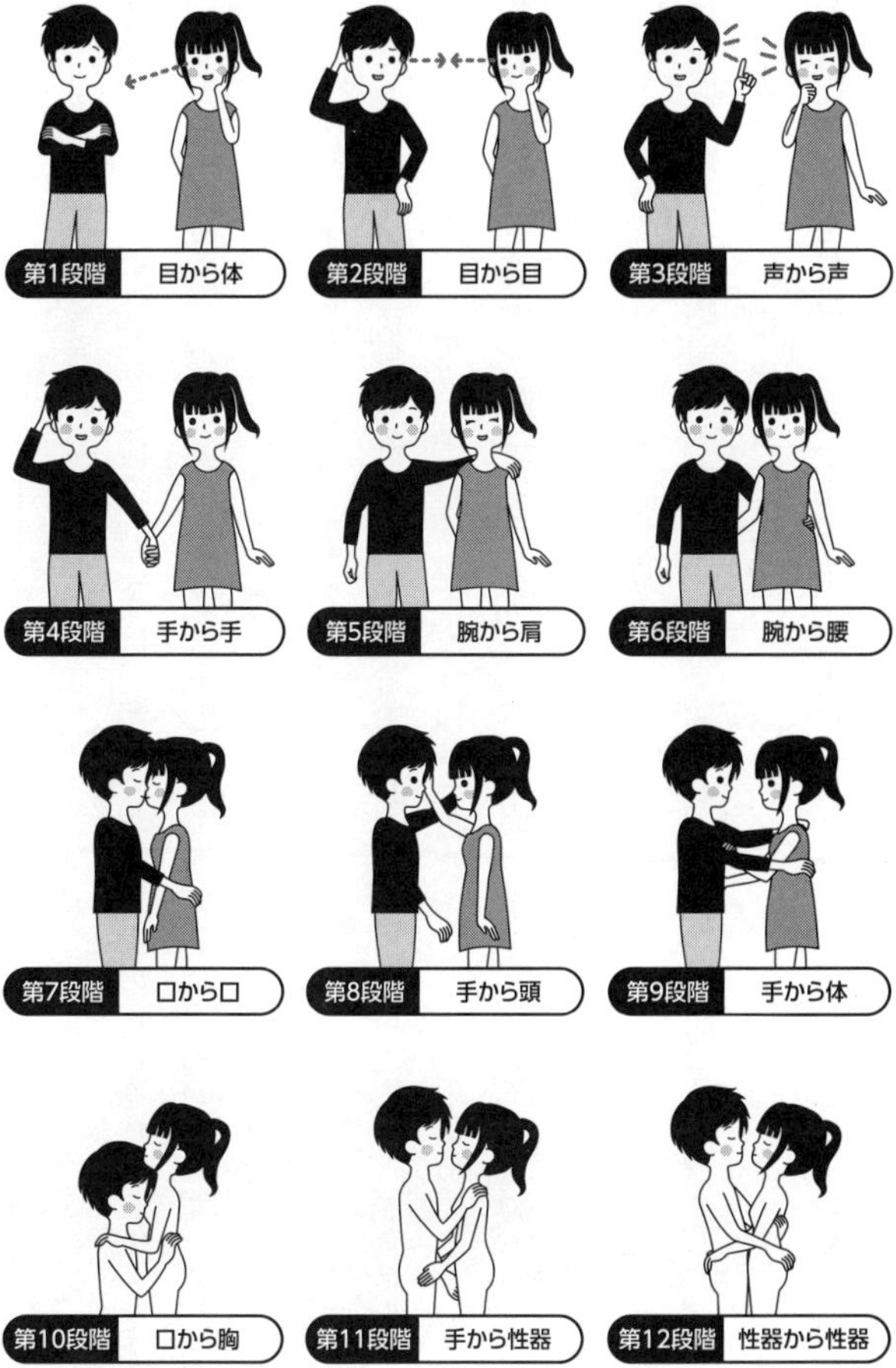
第1段階
目から体
第2段階
目から目
第3段階
声から声
第4段階
手から手
第5段階
腕から肩
第6段階
腕から腰
第7段階
口から口
第8段階
手から頭
第9段階
手から体
第10段階
口から胸
第11段階
手から性器
第12段階
性器から性器

出所：日本産婦人科医会『思春期ってなんだろう？性ってなんだろう？　2019年度改訂版』を元に作成

る。セックスに至るためには、段階的に心と体の距離を縮め、お互いに理解し合うためのコミュニケーションが必要なのです。

女性は男性からの求愛行動を段階的に受けながら、生殖行動の可否を決定しています。それは、たとえ長年連れ添ってきた夫婦でも、同じです。日常的に目も合わせず、ろくに会話もせず、ひとつもスキンシップをしていないのに、夜になったらゴソゴソとベッドに入るのは、人間以前に、動物の性行動としてNGです。

とはいえ、日本人の中高年世代には、いきなり甘い言葉をささやくとか、情熱的なハグをするというのはハードルが高いでしょう。まずは「おはよう」や「おかえり」といった当たり前の挨拶の時に、目を合わせてにこやかに言ったり、「おーい、お茶」ではなく、自分からおいしいお茶を淹れてあげたりといったことから始めることをお勧めします。時には、外出先でおいしいお菓子があったら「きみが好きそうだったから」と買ってくるなど、温かな心が伝わる行動から始めてみるのもよいでしょう。また、何かしてもらった時には、必ず「ありがとう」と伝えることも大切です。

また、夫婦の場合には、日常から家事や育児に積極的に関わることも大切です。令和の時代になり、男性が家事や育児をするのは当たり前のことになってきていますが、昭和世代の男性は、これまで家庭を顧みてこなかったという方が多いのではないでしょうか。セックスを拒否する妻の中には、「育児も家事もまったく手伝ってくれなかった」と口にする方が少なくありません。何年も、何十年も前からの不満がたまりにたまった状態となり、中高年になってからセックスレスに……というケースもよくあります。

それに、ワンオペで家事や育児をしてヘトヘトに疲れてしまった状態では、妻にはセックスをする気力も体力も残りません。セックスの前には、求愛行動が必須であること、そして家庭内のサポートをすることを忘れないでください。

第２条　中高年期に身体は変化すると心得よ

中高年期を迎えると、誰でも「衰えてきたな」と感じる身体の変化が起こります。記憶力などの学習能力や運動する時の体力など、年齢とともに衰えていくことは、仕方がないと半ばあきらめている人が多いでしょう。

ところが、性機能については、年齢とともに衰えていくことを受け入れられない人が少なくありません。ある70代の前立腺がんの患者さんは、当初は前立腺を全摘出する手術をすることに同意していました。全摘手術の直後は、ほぼ全員、ＥＤとなります。ところが、直前になって「勃起を失うことは避けたい」と希望され、すぐに勃起機能が失われることのない放射線療法（長期的に見れば勃起機能が低下する可能性はあります）を選択し直した、ということがありました。

この患者さんに限らず、多くの男性は、いくつになっても勃起に強いこだわりを持っていて、少しでも衰えを感じると不安を抱くものです。しかし、性機能はどうしても加齢で衰えるのが自然の摂理です。

著名なアメリカの性科学者、キンゼイ（A. Kinsey, 1894–1956）や、マスターズ（W. Masters, 1915–2001）とジョンソン（V. Johnson, 1925–2013）は、「男性において、性反応と性能力のピークは17～18歳にあり、その後は徐々に衰退していく」と報告しています。

加齢での性ホルモンの分泌の変化を表したのが、次の図（**資料17**）です。女性は50歳前後で閉経し、その後に女性ホルモンの分泌が急激に減りますが、男性は成人以降、緩やかに下降していくことが分かります。

女性に比べると男性はゆっくりとした変化ですが、どんな症状がどの程度現れるのかについては、個人差が大きいといえます。40歳以降は、いつどんな変化がどの程度で現れてもおかしくないのです。

資料17　男女の性ホルモン分泌量の変化

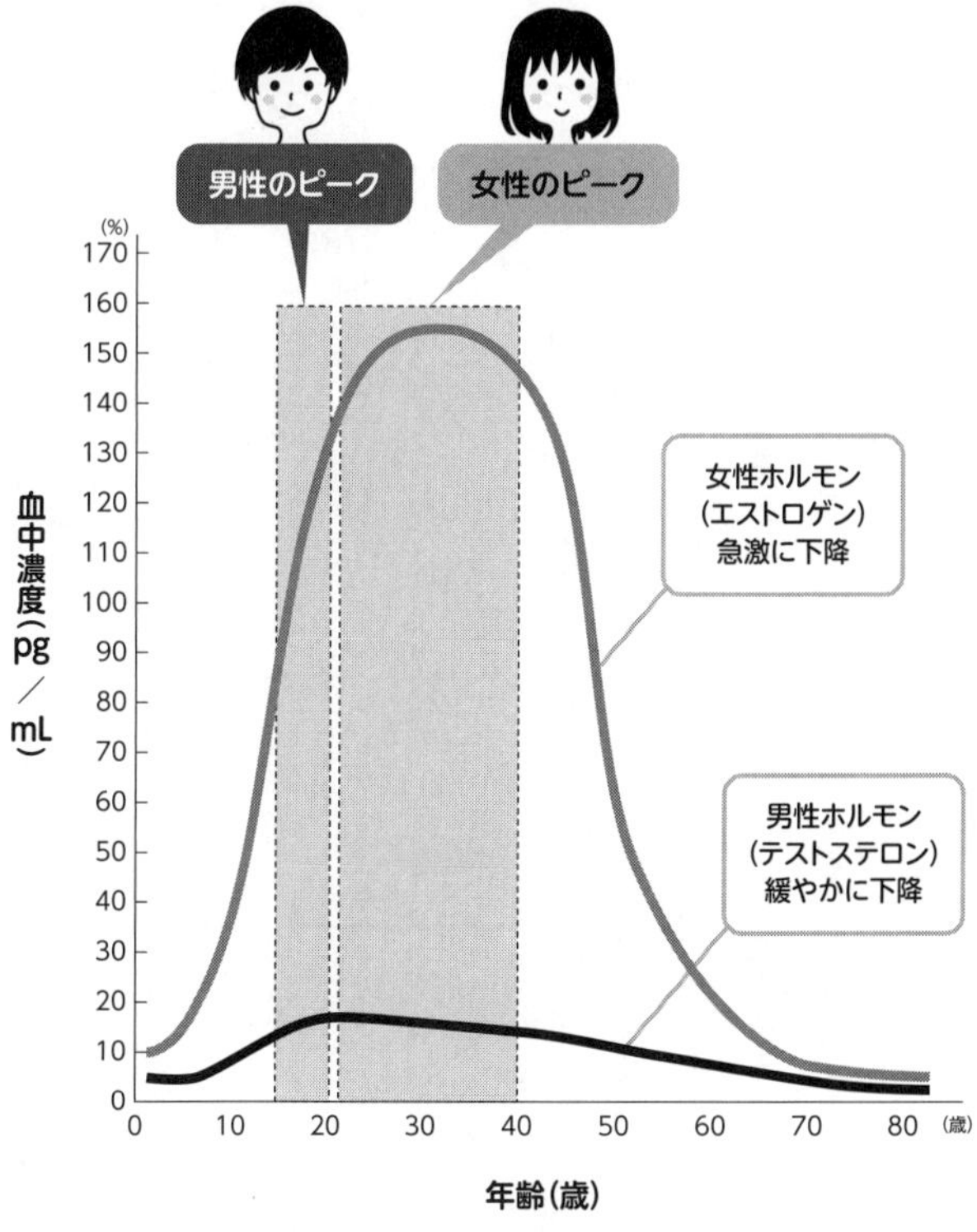

出所：『夫婦で読むセックスの本』堀口貞夫・堀口雅子著（日本放送出版協会）の図を元に作成

そのため、40代になったら「変化は起こるのが当たり前」という認識を持っておくことが必要です。多くの場合、朝の勃起が弱くなったり、性欲が低下したり、セックスの途中で勃起が萎《な》えることなどで、変化のきざしが現れると思いますが、必要以上に慌てないようにしましょう。「まあ歳《とし》だからそういう時もあるよね」くらいの気持ちで受け止めておきます。

とはいえ、性反応や性機能を維持するための行動はしておくとよいでしょう。

そのためにはまず、基礎体力は維持しておいたほうがよいといえます。筋力の衰えは、そのまま性機能に関係してくるからです。ムキムキになるまでトレーニングする必要はありませんが、下半身の筋力はキープしておくことが大切です。

というのも、しっかりした勃起維持のために重要なのが、恥骨《ちこつ》と肛門の間にある「骨盤底筋」だからです。骨盤底筋は、体幹の底をネットのように支えている筋肉で、勃起に関与している棒状の海綿体である「陰茎海綿体」の根元（脚部）を支える働きも行っています。

勃起している時に肛門をギュッと締めるようにおしりに力を入れると、陰茎がグイッと動くのが分かると思います。これは、陰茎の根元にある陰茎海綿体を、骨盤底筋がギュッと締めるためです。水風船の根元を手でギュッとつかむと水風船内の圧力が高まるのと同じように、骨盤底筋を締めると勃起が硬くなって、陰茎が反《そ》り返るのです。

そのため、骨盤底筋が緩むと、勃起も弱くなりますし、骨盤底筋がしっかりと発達していると、勃起は強くなります。

「最近、勃起の角度が落ちてきたなあ」と感じた時には、肛門をギュッと引き締めるようにおしりに力を入れて、骨盤底筋を鍛えることをお勧めします。電車やバスに乗っている時や、歯磨きをしている時、歩いている時など、気が付いた時にこまめに行うとよいでしょう。

ちなみに、歌舞伎役者はいつまでも精力が盛んで、女性にモテたり、高齢になっても子どもをもうける方が多いですが、その秘密はこの骨盤底筋にあるのでは……と、僕は常々思っています。姿勢を保持するために使われる筋肉は「体幹筋」といい、その名の通り、身体の内部にあります。その一番下で身体を支えているのが、骨盤底筋です。

歌舞伎役者は、10kg以上ある衣装を着て立ち回りをしたり、踊ったり、ポーズをピタリと決めたりと、強靭《きょうじん》な体幹が求められます。そのため、必然的に、常人とは比べ物にならないほど強い骨盤底筋を持っていると考えられます。歌舞伎役者の精力旺盛の秘密は、この強靭な骨盤底筋にあると考えるのが自然でしょう。

かくいう僕も、勃起の角度が落ちたと感じ始めた４、５年前から、たまたまジョギングを始めました。普段は家の近所を朝に走り、学会や講演会に行く時には、「旅ラン」と称してホテルの周辺を5～20キロ、走るようにしています。

脚とおしりをしっかり使うことを意識して走っているわけではなかったのですが、長距離を走ると骨盤のあたりに鈍い筋肉痛が起こるので、骨盤底筋の使用感を実感しています。実際、勃起の角度も回復してきました。

また、加齢だけではなく、病気の影響で、性欲や男性器に異常が現れることもあるのが中高年です。ここからは、中高年期に多い疾患とＥＤについて解説しておきます。

①男性更年期（ＬＯＨ症候群）の場合

男性にも更年期があると広く認識されるようになってきたのは２０００年頃からで、割と最近のことです。漫画家のはらたいらさんが、自らの更年期の闘病体験をさまざまなメディアで公表したことで、一気に認知度が広がりました。

しかし、いまだに、中年期にメンタル不調があることで病院を受診しても、男性ホルモン値を検査されることは少なく、「原因不明」「うつ病」とされることが多くあります。

そのため、男性更年期（ＬＯＨ症候群）と診断されることもないままに、治療も受けられず、症状の改善につながりにくいという問題があります。

男性更年期は、男性ホルモン低下による体調不良であり、「加齢性腺機能低下症（ＬＯＨ症候群）」が正式名称（病名）です。性欲や勃起機能の低下といった性機能症状のほか、不眠やうつといった精神症状、疲労感や関節痛などの身体症状が見られ、女性の更年期と同様に、さまざまな症状があるのが特徴です。

ただし、女性の更年期が、閉経の前後５年、約10年間に現れやすいのに対して、男性は早ければ30代、遅い人は70～80代で症状が出る場合があり、発症年齢の幅が広いのが特徴です。

また、先に述べた通り、ＬＯＨ症候群と診断されないままに、何年間も抗うつ剤や睡眠導入剤を飲み続けているケースが少なくありません。落ち込みや不眠で泌尿器科やメンズクリニックに行く人は稀《まれ》なので無理もないのですが、こうした症状があり、他の診療科で治療を受けても改善が見られない場合には、一度、泌尿器科やメンズクリニックを受診することをお勧めします。

参考に、ＬＯＨ症候群の診断に用いられている「ＡＭＳ（Aging Males' Symptoms Scale）質問票」をご紹介します（**資料18**）。

ＡＭＳは、精神・心理、身体、性機能についての17項目についての自己評価型の症状スコ

資料18　男性更年期（LOH症候群）診断に用いる質問票

Heinemannらによる Aging males' symptoms（AMS）スコア

	症状	なし	軽い	中等度	重い	非常に重い
	点数	1	2	3	4	5
1	総合的に調子が思わしくない（健康状態、本人自身の感じ方）					
2	関節や筋肉の痛み（腰痛、関節痛、手足の痛み、背中の痛み）					
3	ひどい発汗（思いがけず突然汗が出る、緊張や運動とは関係なくほてる）					
4	睡眠の悩み（寝つきが悪い、ぐっすり眠れない、寝起きが早く疲れがとれない、浅い睡眠、眠れない）					
5	よく眠くなる、しばしば疲れを感じる					
6	いらいらする（当たり散らす、些細なことにすぐ腹を立てる、不機嫌になる）					
7	神経質になった（緊張しやすい、精神的に落ち着かない、じっとしていられない）					
8	不安感（パニック状態になる）					
9	からだの疲労や行動力の減退（全般的な行動力の低下、活動の減少、余暇活動に興味がない、達成感がない、自分をせかせないと何もしない）					
10	筋力の低下					
11	憂うつな気分（落ち込み、悲しみ、涙もろい、意欲がわかない、気分のむら、無用感）					
12	「絶頂期は過ぎた」と感じる					
13	力尽きた、どん底にいると感じる					
14	ひげの伸びが遅くなった					
15	性的能力の衰え					
16	早朝勃起（朝立ち）の回数の減少					
17	性欲の低下（セックスが楽しくない、性交の欲求がおきない）					

訴えの程度　17〜26点：なし、27〜36点：軽度、37〜49点：中等度、50点以上：重度

（日本語訳試案：札幌医科大学医学部泌尿器科）

出所：日本泌尿器学会編『加齢男性性腺機能低下症候群－ＬＯＨ症候群－診療の手引き』

アです。17項目についての５段階評価を総計し、合計26以下は正常、27～36は軽度の症状、37～49は中等度の症状、50以上は重症としています。思い当たる方は一度チェックをしてみてください。

医療機関を受診すると、この質問票の他、男性ホルモンであるテストステロンの検査も行います。日本では、血中遊離テストステロン値８・５pg／mL未満が、ＬＯＨ症候群に対して治療介入を行う基準値です。国際的には血中の総テストステロン値が３００～３２０ng／mL以下を治療介入の基準値としています。

男性ホルモンの数値が低い場合の基本的な治療は、男性ホルモン（テストステロン）補充療法です。２～４週間に１度、注射で投与されます。

女性ホルモン補充療法は、乳がんや卵巣がんとの関連性が指摘されていますが、テストステロン補充療法により前立腺がんが生じることは、ほぼ完全に否定されつつあります。むしろ、テストステロン値が低い患者では、悪性度が高い前立腺がんの頻度が高いとの報告もあります。

ただし、50歳以上の男性にテストステロンを投与する場合には、念のためにがんの有無をチェックしてから始めるようにしています。

ひとつ注意すべきは、男性ホルモンの場合は、その値だけですべてを診断することは難しいということです。というのも、男性ホルモンの感受性には個人差があるため、もともと数値が低くても問題がない人もいれば、もともとの数値が高く、それが人並みに落ちただけで症状が強く出る人もいます。つまり、血液検査では正常な数値でも、LOH症候群である場合があるということです。

そのため、血液検査の数値の他、本人の自覚症状を含めて、総合的に判断されるべきだといえます。

まずは、がんの心配がないかどうか確かめてみた上で、本人がしてみたかったら投与して、辛い症状がとれるかどうか、経過を観察するのがよいでしょう。当院では、2〜4週おきの投与を3カ月〜半年間継続し、経過を見てから、必要に応じて延長の可否を判断しています。

他にも男性ホルモンの薬剤には軟膏がありますが、病院で処方される処方薬ではなく、市販薬のみです。それも、今のところ国内では、「グローミン」（172ページ・**資料19**）一種類だけで、一般の薬局で購入が可能です。使用法は、朝晩、適量を、陰嚢か顎下《がっか》などにすり込みますが、どちらに塗っても、濃度は同じ程度吸収されます（＊21）。塗りやすいほうを選ぶとよいでしょう。

実父の更年期が男性ホルモン軟膏で劇的に改善

じつは、僕の実父が、この軟膏タイプの男性ホルモン補充で、ＬＯＨ症候群が改善した一人です。

父親は60代前半の頃、僕がたまに帰省するといつもイライラとしていて、理不尽に怒り出したり、疲れた様子で横になっていることが多く、気になっていました。そこである時、帰省の際に「グローミン」を持参してみました。

ところが、やはり言い出しにくく、渡すことをためらっていたところ、父のほうから「じつは……どうも最近、調子が悪いんだよ。身体が動かないし、落ち込んだ気分が続いていて、もしかして更年期じゃないかと思うんだけど、どう思う?」と相談されたのです。

父自身が、自分の変化に気が付き、人知れず悩んでいたのでした。そこで僕はすかさず「じつは、これを持ってきてるんだ」と「グローミン」を渡した、というわけです。

その後、父はみるみる症状がよくなって、ひと月たった頃にはイライラも落ち込みもなくなり、元気を取り戻しました。父も「元気になって、これはいい軟膏だな」と、自分で１年ほど継続していたようでした。

資料19　軟膏で男性ホルモンを補充する

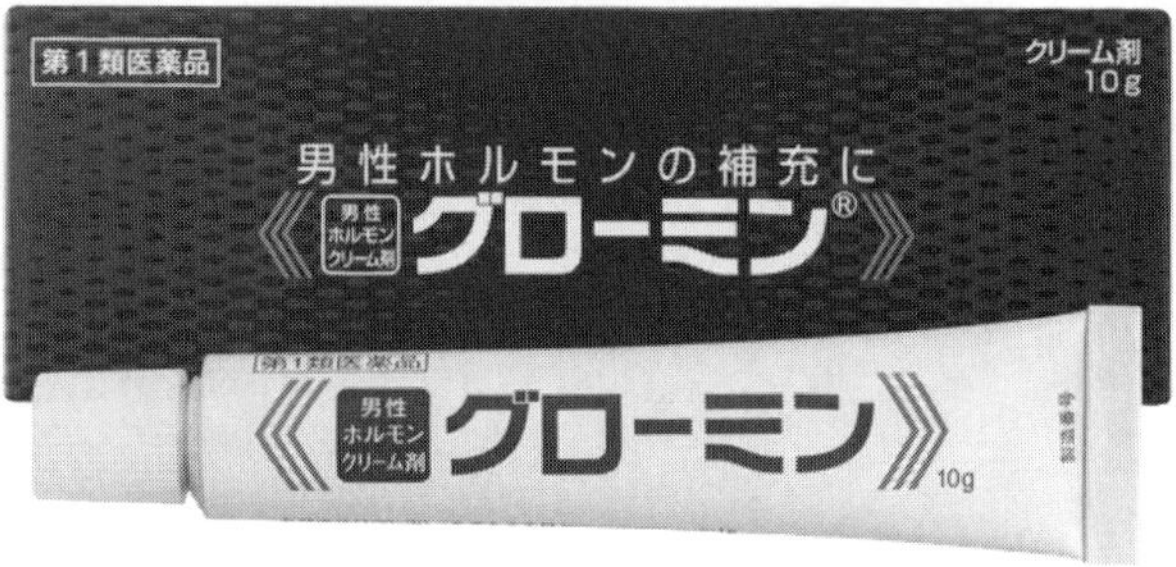

薬局で買える男性ホルモンクリーム剤「グローミン」

先にお伝えした通り、ＬＯＨ症候群は、早い人では30代後半から40代前半で起こることもあれば、僕の父のように定年後の60代で来る人もいます。仕事や趣味を問題なくやっていて、「自分はこれだけできるはず」と思っていたのに、ある時からどう頑張ってもうまくできなくなる……。そうすると、ジレンマに陥ってしまい、落ち込んだり苛立《いらだ》ったりしやすくなります。

こうしたケースでは、多くの場合で「うつ」と診断されますが、中にはＬＯＨ症候群による症状であったり、うつ病とＬＯＨ症候群が重なっていたりすることも多くあります。

その場合、テストステロン補充療法によって症状が改善したり、うつ病の薬が減量できたりすることがあります。失われていた勃起や射精が復活することもありますので、思い当たる場合には専門医を受診し、一度検査を受けることをお勧めします。

②前立腺肥大症の場合

勃起にはあまり関係しませんが、射精しにくくなる原因の一つに、前立腺肥大症があります。

前立腺は精液をつくる臓器で、加齢で徐々に大きくなることが分かっています。射精しにくくなる前に、排尿困難（尿が出にくくなった）、夜間頻尿や残尿感があるといった排尿症状が出てくることが多いでしょう。

排尿症状がなくても、肛門から触診（直腸指診）やエコーで前立腺の肥大が見つかるケースもあるので、思い当たる場合には一度検査を受けると安心です。

③生活習慣病による動脈硬化の場合

高血圧や糖尿病、脂質異常症といった、血管にダメージを与えて動脈硬化を引き起こすタイプの生活習慣病は、男性生殖器にも直接的な悪影響があります。

動脈は、心臓から遠ざかるほど（末梢《まっしょう》に行くほど）細くなっていきます。動脈硬化で動脈の内腔《ないくう》が狭くなると、末梢の細い動脈から血流が悪くなっていきます。陰茎の動脈は身体の末梢中の末梢の細い動脈ですので、動脈硬化が起こると真っ先に血流が悪くなってしまい、勃起しにくくなります。これを「動脈性ＥＤ」といいます。

特に血管だけでなく、神経障害も起こす糖尿病の場合は、平均よりも10〜15年早くＥＤになることや、患者の35〜90％がＥＤを発症することが分かっています。

陰茎に動脈硬化が起こっている場合には、脳や心臓といった重要な場所の動脈にも問題が起きている可能性があります。実際に、高血圧の末に脳梗塞《のうこうそく》や脳溢血《のういっけつ》、心筋梗塞を起こした患者さんの中には、その疾患の発症前にＥＤになっていたケースがよくあります。

ＥＤを自覚していて、高血圧や糖尿病、脂質異常症といった診断を受けていない場合には、早めに病院を受診して、医師の診断を受けることをお勧めします。

動脈性ＥＤの場合、軽症〜中等症であれば、バイアグラなどのＥＤ治療薬（ＰＤＥ５阻害薬）が有効であることもあります。やはりこちらも専門医に一度相談するとよいでしょう。

④高度の肥満の場合

アメリカの男性医療従事者を対象とした前向きコホート研究（Health Professional

Follow-up Study：ＨＰＦＳ）によると、肥満指数であるＢＭＩが増すほど、ＥＤのリスクが高まることが分かっています。

日本人には高度の肥満が少ないためか、日本人のデータでは肥満とＥＤの因果関係は証明されていませんが、肥満を引き起こす運動不足は、ＥＤとの因果関係が指摘されています。

逆に、週に2・5時間以上のランニングを行うことが、ＥＤの相対リスクを低下させることが分かっています。

また、肥満に多い「睡眠時無呼吸症候群」の患者にＥＤが多いという報告もあります。その原因にはいくつかの説があり、テストステロンの分泌低下や交感神経の過剰興奮、海綿体の障害などがあります。

いずれにしても、肥満はＥＤのリスク増大につながることは明らかですから、適度な運動で筋力と適正体重の維持を心掛けるとよいでしょう。

第3条　過去の栄光にすがるべからず

「若い頃は一日に複数回できた」とか「抜かずの2発をしていた」など、セックスに関するさまざまな武勇伝をお持ちの男性も多いことでしょう。

ところが、中高年になると、若い頃と同じパフォーマンスは望めなくなります。そして、もっと重要なのは、あなたと同じ中高年になったパートナーもまた、若い頃のような過剰なセックスは望んでいないということです。

まず、10代、20代と比べれば、明らかに性衝動は減退します。年の功で性経験も豊富になり、特別な性的刺激がないと、性的関心、性的思考、性的空想などが生じてこないようになります。女性に触れるだけですぐに勃起していた若い頃のイメージが頭に残っているかもしれませんが、多少の性交経験をしながら年を重ねてくると、勃起するためには若い時以上に、十分な性的刺激が必要であるということを理解しておかなければなりません。

具体的には、やってみたことがないことをしてみることです。もしくは、いつもと違う場所に変えてみるなどで、お互いの刺激を探るのもよいでしょう。ただ、当然ながら、相手の同意は必要です。

また、オルガズムに関しても、加齢による影響を受けます。先出の性科学者・マスターズ&ジョンソンの研究では、「男性のオルガズムは思春期をピークに著しく衰退する」とされています。

いったんオルガズムを経験すると、次のオルガズムが得られるまでの無反応期間が長引き、射精不可避感があいまいになります。一方、女性の場合は、オルガズムに関して年齢による影響は見られないとしています。

つまり、その年齢によって性反応のレベルには違いがあるため、その時々の年齢に合わせて自分なりの答えを出せばよい、ということです。若い頃のように何回もできなくても、オルガズムの程度が低くなっても、「二人で気持ちよくなれたからいいよね」と思える楽しみ方を探ることが大切です。途中で萎えて射精に至らなかったとしても、「この次でいいや」と思えるほどの余裕を持てるようになるのが理想です。

最初からパートナーに、「最後までできないかもしれないけど、この年になるとそんな時もあるから気にしないで」と伝えておくとよいでしょう。最後までできないと恥ずかしい、という気持ちは、中高年になったら捨ててしまいましょう。

第４条　相手と性について話し合うべし

江戸時代の名町奉行だった大岡越前守《おおおかえちぜんのかみ》が、不貞を働いた男女の取り調べで、女性が高齢であったことから、「女性からの誘いに応じてしまった」という男の釈明に納得がいかず、母親に「女はいつまで性欲があるのか」とたずねたところ、母親は黙って火鉢の灰をかき回した（女性は死んで灰になるまで性欲があるという意味）という有名な話があります。

しかし、現実的には、中高年の女性はセックスに積極的ではないと感じている男性は多いと思います。

２０１２年の日本性科学会セクシュアリティ研究会の中高年の性に関する調査では、「相手の欲求（性欲）が自分より乏しすぎる」と答えた人が、40代以上の男性の39％、女性が7％であり、「相手の欲求（性欲）が自分より強すぎる」と答えた人は、男性が３％、女性が27％でした（＊22）。

多くのカップルで、男性が性欲旺盛で女性が淡白だという図式が見える一方で、男女双方の約2割が「同じ程度の欲求がある」と回答していて、同じ年代でも個人差、カップルによる差が大きいということがわかります。

したがって、中高年になった男性がパートナーとのセックスを望んだ時に、まずするべきことは、パートナーとセックスについて話し合うことです。おそらく生殖を目的としないセックスがほとんどであろう高齢期の性は、性器の結合だけではないコミュニケーションの性、生きていることの確認の性ともいえます。

中高年には中高年なりのセックスの楽しみ方があります。それを二人で考えてみましょう。

若い頃とは違った性愛の味わい、楽しみを感じることができるようになると思います。

僕の周りの中高年を見ていると、長年、円満に性交渉も続いているカップルの男性は、共通して優しく穏やかで、聞き上手です。女性にかけるまなざしや声、しぐさに優しさが漂っているのです。158ページの「求愛（ふれあい）の12段階」の通り、女性との日ごろのコミュニケーションのなかに、求愛行動がたっぷりと含まれているのが分かります。

長年連れ添った夫婦の場合、なれ合いの中でこうした求愛行動が失われていることが多いのは、とても残念に思います。というのも、セックスレスが顕著なのは夫婦間であり、中高年になっても単身女性の場合は、パートナーとのセックスの満足感が高いことが分かっているからです（次ページ・**資料20**）。交際相手のいる単身者のほうが、活発で豊かな性生活を送っていることの証でしょう。

つまり、中高年になったからといって、女性の性欲に火がつかなくなるわけではないということです。心のこもった求愛行動を受ければ、若い頃とは違ってその火のつき方はゆっくりかもしれませんが、きっと性欲の火は灯《とも》ります。

まずは、パートナーからセックスを拒絶されている場合には、自らのこれまでの言動を振り返った上で、パートナーと改めて話をしてみることをお勧めします。なぜ性欲の火が失わ

資料20　パートナーとのセックスによる精神的満足の違い（単身女性と有配偶女性の比較）

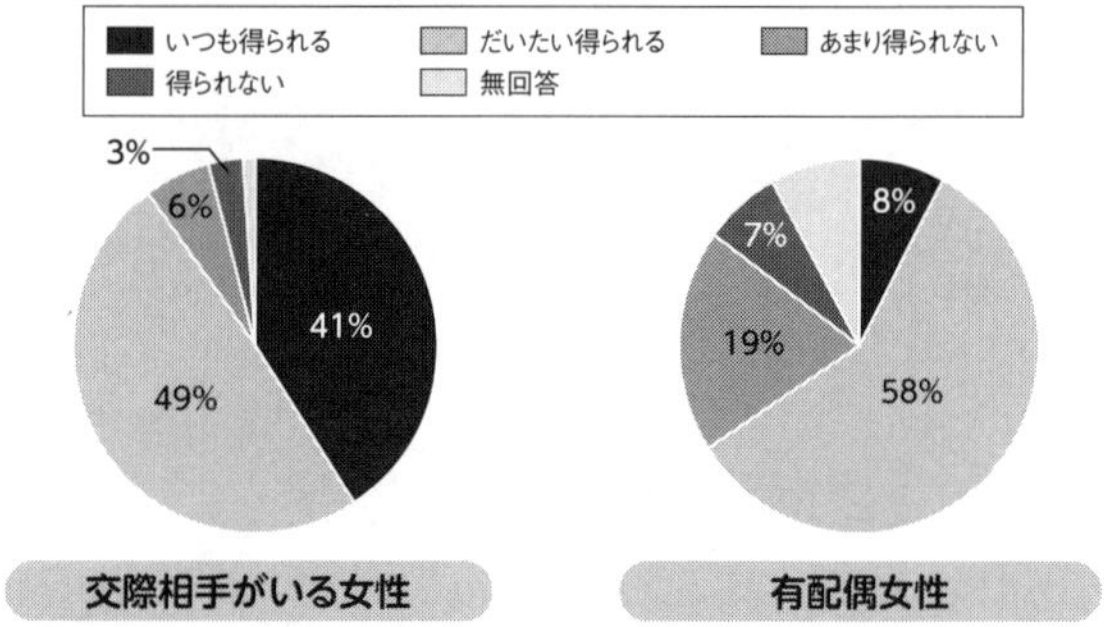

有配偶者は1999年10月～2000年3月、関東圏に在住する40～79歳までの601人の女性が対象。単身者は2002年9月～2003年12月、関東圏に在住する40～79歳までの263人の女性が対象。

出所：日本性科学会セクシュアリティ研究会「セックスによる精神的満足」調査

れてしまったのかについて、一度穏やかに尋ねてみることです。

セックスを拒否されると、まるで自分のすべてを否定されているかのように考えてしまいがちです。そのために、深く傷ついてしまったり、再び誘うことをあきらめてしまったりしている方も多いことでしょう。

しかし、111ページのお茶の例の通り、単に疲れているだけ、気分じゃないだけだったのかもしれません。パートナーが女性の場合は、更年期によくある性交痛があるのかもしれませんし、男性の場合は、勃起や射精に問題が出てきているのかもしれません。

その場合は、専門医の診察・治療を受けるかどうかも併せて二人で検討するとか、潤《うるお》いを補充する潤滑ゼリーを使ってみる提案をするなど、いろいろとアイデアを出し合うこともできるでしょう。

また、パートナーから誘いがあっても、自分自身がセックスをする気になれないこともあるでしょう。先述の通り、中高年期の身体の変化が原因ならば、そのことを相手に伝えて理解をしてもらうことも必要です。パートナーが何も聞かされていない場合には、「自分に魅力がないせいかも」と悩ませてしまっているかもしれません。

中高年の女性は、必ずしも硬く勃起した陰茎の挿入や、相手の射精を望んでいるとは限りません。むしろ、肌を触れ合わせたり触り合ったりするだけで、挿入がない方が喜ばれる可能性もあります（第８条を参照）。パートナーとよく話し合い、何かしらの性的なコミュニケーションができる方法を二人で探ってみてください。

片方はセックスがしたい、でももう片方は絶対にしたくない、というカップルの場合は、性風俗産業の利用やパートナーチェンジも含めた話し合いをすることを検討してもよいでしょう。人間の三大欲求ともいえるセックスを禁じられるということは、まだセックスをしたい人にとっては、人生のＱＯＬ（生活の質）が極端に下がってしまうからです。

「セックスできないくらいで大げさな」と思うかもしれませんが、人によって価値観は大きく異なりますし、性は「生」でもあります。ある種の人間にとっては、生きる意味のすべてではなくても、大きな割合を占めている重要な要素であることは間違いありません。

夫婦間の場合は、やや困難を伴うことかもしれませんが、お互いの考えを話し合い、折り合いをつけていくことが大事でしょう。

第5条　行為に集中できる環境を確保すべし

日本の、特に都心の住宅事情では、プライベートがしっかりと守られた個室を確保することはなかなか難しいことです。実際に、セックスレスになった理由の一つに、「子どもが気になるから」を挙げる夫婦は少なくありません。僕の患者さんの中にも「セックスの最中に子どもの声が聞こえるだけで萎えてしまう」という男性がたくさんいらっしゃいました。

男性の場合は特に、リラックスした状態でないと勃起が維持できないので、不安要素のない、セックスに集中できる環境でないと、パフォーマンスが落ちてしまいます。

僕はこうしたケースの場合には、「夜にこだわらず、チャンスがあれば朝でも昼でもしてください」とお話ししています。

というのも、中高年期になると体力が落ちてくるため、一日仕事をして帰ってきた後は、セックスをする体力も気力も残っていないということも多くなるからです。実際に、セックスレスの理由の上位に、「疲れているから」というのがあります。

そして、最近の子どもは宵《よい》っ張《ぱ》りですから、寝静まるのを待っていると真夜中になってしまいます。疲れているから深夜まで起きているのはつらいし、次の日の朝も早いし……となって、セックスレスの夜は続いていく……というわけです。

この解決のためには、「セックスは夜にするもの」という思い込みを捨てることです。たっぷり寝て気力を取り戻した休日の朝などは、セックスをするにはよいタイミングです。コロナ禍の今はテレワークの方も多いでしょうから、子どもたちが学校に行っている昼間にするのもよいでしょう。

休日の昼間に、二人でラブホテルに出かけるのもお勧めです。いつもと違う環境で、いつもと違うセックスが楽しめるでしょう。

「セックスは家で夜にするもの」という思い込みを捨てれば、これまで気が付かなかったタイミングや環境が見つかります。セックスに没頭できる環境づくりを二人で探してみてください。

第6条　「言葉の前戯」を活用すべし

言葉の前戯といっても、アダルトビデオ（今はアダルト動画ですね）でよく見聞きするような卑猥な言葉を投げかけろ、という意味ではありません。相手に対するねぎらいや感謝、気遣いの言葉のことです。「大丈夫？　疲れたんじゃない？」とか、「いつも君がいてくれて助かるよ。ありがとう」といった声かけは、近しい関係であるほど忘れてしまいがちです。

特に、女性に対して必要なのは、こうした温かな言葉かけとともに、「話を遮《さえぎ》らないこと」「共感を示すこと」です。

これは、僕が診察室で心掛けていることです。患者さんのうち年配の男性の場合は、「で、結局何をすればいいの？　それを早く教えてくださいよ」という、迅速に明確な解答を求めるタイプが多いといえます。対して、女性の患者さんには、病状の初めから最後までの一連のストーリーを話したい方が多いのです。男性は結果と解答が大事、女性はプロセスが大事といった印象です。

婦人科診療で僕が師匠と仰ぐ、前出の松林秀彦先生は、「女性の患者さんの診察のコツは、とにかく話を聴いてあげること」と教えてくれました。

確かに、すべて満足いくまで話した患者さんは、思考や心のつかえが取れて表情が明るくなります。その状態になってから、僕たち医師と一緒に病状の原因や解決法を話し合うと、診察室を出ていく足取りも軽くなります。「病は気から」は、ただのことわざではないことがよく分かります。

男性は、相談してきた女性に対して、よかれと思って、早くいい解決策を提案しようとします。そのために、話を遮ったり否定したりしてしまいます。しかし、それは必ずしも女性が求めていることではないのかもしれません。

セックスの際、「硬く勃起したペニスを腟内に挿入すること」と「射精をすること」が喜びであるという男性は多いと思います。対して、女性はどうでしょうか。女性ももちろん、セックスでオルガズムが得られれば、深い満足感を覚えるでしょう。しかし、それ以前に、感謝やねぎらいの言葉をはじめとしたコミュニケーションによって心が満たされ、喜びを感じるのが、女性です。

79ページでも述べた通り、女性は男性に比べてその性反応はゆっくりであるため、セックスをする準備が整うまでに時間がかかります。心がまず潤い、その後に身体が潤うという段階を経て、挿入に必要な準備が整うのです。

心を潤わせるのは、ベッドに入る前からの言葉の前戯です。具体的には、女性の話を遮らず、最後まで話を聞いたり、相手をねぎらったり、共感を込めた優しい言葉をかけることです。ベッドに入ってからも優しい言葉と軽めのスキンシップで相手の気持ちが潤ってくるのを待ちましょう。

言葉の前戯抜きに体の前戯に入っても、女性の場合は感度が悪くなり、もっと悪い場合には、相手に生理的な嫌悪感を抱いてしまうことにもなりかねません。中高年になると膣潤滑液の分泌量が低下しますが、じつはそれには、こうした言葉の前戯の不足も関係していると、僕は考えています。

それまでに言葉の前戯が全くなかった場合、「愛してるよ」などと急に言うと、「何？　急にそんなこと言って……気持ち悪い」「なにかやましいことでもあるの？」とネガティブな反応が返ってくることもあるでしょう。そうした場合にもあきらめないで、相手の様子を見ながらいろいろな言葉を試してください。「いつもありがとう」といった感謝の言葉や、「お茶でも淹れようか」といったねぎらいの言葉は、ハードルが低く言いやすいと思います。相手も、いやな気持ちにはならないはずです。

よい反応が返ってくるまで、言葉を変えながら、日々繰り返してみてください。

第7条　マッサージで心までほぐすべし

セックスレスのカップルに、僕がよくお勧めしているのが、お互いにマッサージをし合うことです。数カ月、もしくは数年も相手の体に触れていない場合には、相手の体に触れることにためらいが出てしまい、それがハードルになって、セックスに至るきっかけがつかめないということになります。

しかし、肩や腰をもんだり、足裏を踏んだりし合うだけなら、そのハードルはグッと低くなります。「疲れたなあ」「肩がこっちゃって……」と相手が口にした時は、体を触れ合わせるチャンスとして、「マッサージしてあげるよ」と声をかけてみましょう。前項の「言葉の前戯」と同様に、マッサージを前戯の導入として取り入れるということです。相手も「いたわってくれているんだな」とうれしくなるものです。

ただし、マッサージもそこそこに、すぐにセックスに持ち込もうとするのはNGです。特に、相手がセックスに消極的な場合には、「それが目的だったんだ」と逆に心を閉ざしてしまうことにもなりかねません。その場合は、ねぎらいの言葉をかけながら、マッサージだけをする機会を何回か重ねて、少しずつ心の距離を縮めていきましょう。

第8条　挿入は必須ではないと心得よ

先に述べた通り、中高年になると勃起力が衰えてくるのは自然なことです。挿入のタイミングで勃起できなかったり、セックスの途中で萎えてしまったりすることも増えてきます。

それは加齢による自然現象なので仕方のないことですが、男性にとっては、陰茎の勃起は男性としての自信やアイデンティティと関係しているために、不安や焦りを強く感じてしまう方も多くいらっしゃいます。

「途中で勃起しなくなったらがっかりさせてしまうんじゃないか」「男としてダメだと思われてしまうかも」と、相手の胸の内が気になってしまい、セックスが怖くてできなくなった、という男性もいます。

しかし、女性のほうはといえば、じつはさほど挿入にこだわっていないものです。特に中高年になると、妊娠目的のセックスではなくなるので、大多数の女性は「愛情表現」がセックスのモチベーションとなってきます。つまり、最重要なのは挿入ではなく、愛情表現ということです。

そのため、先に述べたような「言葉の前戯」を含めた愛撫があれば、女性を十分に満足させることは可能です。また、女性はクリトリスへの愛撫だけで、オルガズムを得ることも可能です。

逆にいえば、愛情表現に乏しい挿入だけのセックスでは、女性は満足できないということです。勃起がうまくできなかった時には、「どうも今日は最後までできないみたいだよ」と素直に告げて、愛情を伴う肌の触れ合いを持てばよし、と考えてください。中高年のセックスに、挿入は必ずしも必要ではありません。

第9条　硬い勃起にこだわるべからず

前項の通り、挿入にこだわる男性は「挿入するためには硬い勃起がないといけない」と思っている方が大多数です。しかし、中高年になると、勃起をしても若い頃ほどの硬さは得られないため、徐々に自信を喪失してセックスから遠のいてしまう……というケースが少なくありません。

しかし、先述の通り、女性は男性が考えているよりも、挿入や硬い勃起を求めてはいません。実際に、セックスカウンセリングでも、「途中で終わってても別にかまわない」とか、「硬いかどうか、挿入したらあまり分からない」という女性は多くいらっしゃいます。

じつは膣はその構造上、感覚があるのは入り口から数cm付近だけで、奥のほうは、ほぼ無感覚です。たとえば、生理用品のタンポンは膣に挿入して使用しますが、無感覚ゾーンに挿入するため、入れたことを忘れるほど違和感がなくなるといいます。

つまり、陰茎の硬さや大きさは、女性の感度にはあまり影響はありません。

「大きくて硬いのが入っている」という精神的な満足感はあるのかもしれませんが、重要なのは、感覚のある入り口付近に対して、陰茎をどう動かして刺激をするか、ということです。それは、硬さが少々足りなくても可能です。浅く動かしたり、深く動かしたり、横に縦に動かしてみたりと、相手の反応を見ながらいろいろ試してみるとよいでしょう。

また、口で愛撫をするオーラルセックスなら、硬さがなくても十分に快感を与えられます。女性も中高年になると膣潤滑液が少なくなって濡れにくくなるので、唾液が加わるオーラルセックスは、お互いにとってメリットが大きいといえます。

硬い勃起にこだわらず、二人で満足できるセックスを探っていきましょう。

第10条　「接して漏らさず」「接して入れず」を許容すべし

前にも触れましたが、江戸時代の儒学者、貝原益軒が記した健康指南書『養生訓』の一節で有名なのが、「接して漏らさず」です。簡単に言うと、健康のためにはセックスの時に射精をしないのがよし、ということです。

僕はこの逆で「射精はどんどんしたほうがよい」と常々お伝えしていますが、中高年になったら、「できない時は、接して漏らさなくても、入れなくてもよし」と考えています。先述の通り、うまく勃起できない時もあれば、射精まで至らないことも出てきます。もしくは、女性のほうに痛みや違和感があって、途中でできなくなることもあるでしょう。

ただ、そういったことがあったとしても、さっさと別々の布団に帰っていかず、ぜひもう少し続けてください。肌と肌を触れ合わせることは、男女ともに幸福感を高めることだからです。生理学的にも、幸福感を感じさせるホルモンであるオキシトシンが分泌されるというメリットがあります。

条件が合えば挿入する。そして、できそうなら射精する。そんなスタンスで、長くセックスを楽しんでほしいと思います。

第11条　道具やゼリーを積極的に活用すべし

女性に多いセックスの悩みに、性交痛があります。99ページでお伝えした通り、調査では20～40代女性の約66％が「セックスの時に痛みを感じる」と答えています。低年齢であるほどその傾向は強いのですが、40代で63・9％、50代で59・2％、60代で56・8％と、中高年になっても半数以上の女性が、セックス中に痛みを感じていることが分かります。

性交痛は、女性ホルモンが欠乏する更年期以降に特に増えてきます。女性ホルモンの欠乏によって、膣粘膜が薄くなり、分泌機能も衰えて膣潤滑液が不足することで、性交痛につながりやすくなるためです。

中高年女性の膣潤滑液の不足は、「そういう気分にならない」といった精神的なことで起こるだけでなく、「その気はある」のに、膣粘膜が萎縮しているから起こるものでもあるのです。膣粘膜の萎縮、膣潤滑液の不足は、女性ホルモンを補充することで治療することも可能です。

セックスの際の潤いを足す方法の一つとして、潤滑ゼリーを使うこともお勧めです。挿入時に女性器もしくは男性器に塗布して使用します。お互いの性器に塗り合うなど、新鮮な愛撫として楽しむのもよいでしょう。

また、最初から潤滑ゼリーが付いているゼリー付きコンドームも市販されていますので、いろいろと試してみて、二人の好みで選ぶとよいでしょう。

EDの場合は、アダルトグッズを使って射精をするのも一手です。あまり知られていませ

資料21　マスターベーションのための器具

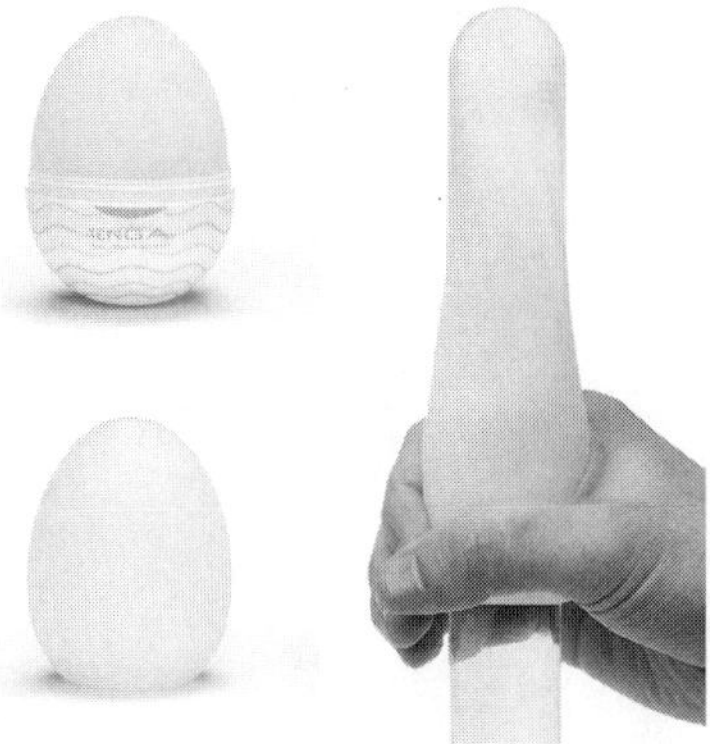

TENGA EGG：卵型ケースの中に入っている柔らかなシリコン製カップに、付属のローションを塗布し、陰茎に装着して使用する。

んが、男性は勃起がなくても射精することが可能です。

当院では、前立腺がんで前立腺を全摘した術後などに、勃起回復のリハビリを希望した患者さんには、ED治療薬と併用して、「TENGA EGG（テンガ エッグ）」というマスターベーションのための器具の使用を勧めることがあります（**資料21**）。卵型の柔らかいシリコン製カップの中に、付属のローションを塗布した後、陰茎にかぶせて使用します。女性器に挿入した感覚が得られ、勃起がなくても射精に至る（精液は出ませんがオルガズムは得られます）ことが可能です。糖尿病などでEDになった方にもお勧めです。

もし、挿入できるほどの勃起が得られない

時には、パートナーに協力してもらって、こうした器具を愛撫に取り入れると、二人で楽しめるのでお勧めです。

勃起が弱いまま挿入すると、滑《すべ》りが悪くなるので、女性は性交痛につながりやすくなります。さらに、女性も先述の通り、中高年になると濡れにくくなるため、より性交痛の可能性が高まります。無理に挿入しようとせず、ゼリーや器具も柔軟に取り入れて、二人で気持ちよくなれるセックスを探ってください。

第12条　オナニーを忌避するべからず

「セックスができる相手がいるのにオナニーをするのは屈辱的」という価値観を持っている男性が、少なからずいらっしゃいます。また、不妊治療の診察では、男性には採精室と呼ばれる個室でオナニーをしてもらい、専用容器に精液を出してもらうのですが、それに対して強い抵抗感を持つ方も少なくありません。

オナニーに対する忌避感は、特に年配の男性が多く持っているようですが、僕は何歳になっても、ストレス解消や一つの楽しみとして、オナニーをどんどんやればいいと思っています。

セックスの相手がいない時や、パートナーに断られた時などは、一人でも楽しめるオナニーをどんどんしてください。

この章の冒頭でも紹介した通り、特に既婚の中高年男性は、パートナーがセックスを望んでいない可能性が高いので、セックスで満たすことのできない性欲は、オナニーで満たすしかありません。

若いうちにはあまりお勧めできませんが、ＶＲ（バーチャルリアリティ）のアダルト動画を観賞しながら、193ページで紹介したマスターベーターのＴＥＮＧＡ ＥＧＧを使ってオナニーをすれば、かなりリアルにセックスをしている気分が味わえます（勃起に自信のある方は挿入するタイプのＴＥＮＧＡがお勧めです）。

また、射精の回数が多いほど、前立腺がんの発病リスクが下がるという報告があるなど、射精の健康効果も決して侮《あなど》れません。

ＴＥＮＧＡ ＥＧＧやＴＥＮＧＡのようなセルフプレジャー商品は、ドン・キホーテなどの総合ディスカウントストアやインターネット通販などで気軽に購入できます。新たなオナニーライフを楽しんでみてはいかがでしょうか。

第6章　射精道 ——射精障害克服編——

この章では、射精障害に悩む方々に特化し、それを克服するために必要な心構えと方法をお伝えしていきます。

射精障害とは、性機能障害の一種で、次のように分類されています。

○無精液症・精液が出ない（anejaculation, aspermia）

①逆行性射精：膀胱に精液が逆流してしまう

②精液排出障害（emission less）

ⓐ射精感あり

ⓑ射精感なし

○膣内射精障害（遅漏で最終的に射精できないもの）

①マスターベーションにて射精可能

②マスターベーションにて射精不能、夢精あり

○射精までの時間に異常

①早漏：挿入する前または挿入してから短時間で射精してしまう

②遅漏：挿入してから長時間射精ができない

○オルガズムの低下・欠如
○射精時の疼痛《とうつう》、射精痛
○その他　マスターベーションのみ射精不能

射精障害診断の流れは**資料22**の通りです。

マスターベーターを用いた膣内射精障害治療

特に昨今、増えているのが、膣内射精障害です。

膣内射精障害には2パターンがあり、オナニーでなら射精ができるケースと、オナニーでも射精ができないケースがあります。前者のケースは遅漏の延長線上にあることが多く、オナニーの時も、射精に至るまで時間がかかるのが特徴です。後者は比較的特殊なケースであり、本章**第2条**で解説します。

膣内射精障害は多くの場合、不適切なオナニーの習慣が原因となっています。典型的なのが、握りが強すぎるオナニーの習慣です。膣圧よりも強く握ることで射精してきたため、膣内で得られる刺激では刺激が足りず、射精できないのです。

資料22　射精障害診断の流れ

<table>
<tr><th rowspan="2">精液</th><th colspan="2">オルガズム（射精）</th><th rowspan="2">夢精</th><th rowspan="2">射精までの時間</th><th rowspan="2">射精後尿中精子</th><th rowspan="2">診断</th><th rowspan="2">補足</th></tr>
<tr><th>性交</th><th>自慰</th></tr>
<tr><td rowspan="4">出ない</td><td colspan="2" rowspan="2">あり</td><td rowspan="2">不問</td><td rowspan="2">不問</td><td>あり</td><td>逆行性射精</td><td></td></tr>
<tr><td>なし</td><td rowspan="3">精液排出障害</td><td>狭義の dry ejaculation</td></tr>
<tr><td colspan="2" rowspan="2">なし</td><td>あり</td><td rowspan="2"></td><td rowspan="2"></td><td>極度の射精遅延ともいえる</td></tr>
<tr><td>なし</td><td>狭義の精液排出障害</td></tr>
<tr><td rowspan="4">出る</td><td rowspan="3">あり</td><td rowspan="2">あり</td><td rowspan="4">不問</td><td>早い</td><td rowspan="4">不問</td><td>早漏</td><td></td></tr>
<tr><td rowspan="3">遅い</td><td rowspan="3">射精遅延（遅漏）</td><td>狭義の射精遅延</td></tr>
<tr><td>なし</td><td>精液検査ができない</td></tr>
<tr><td>なし</td><td>あり</td><td>腟内射精障害</td></tr>
</table>

この他、「脚をピンと伸ばした状態で行う（脚ピン）」「速く動かしすぎる（高速ピストン）」「シャワーをかける」「振動を与える」オナニーも腟内射精障害の原因となります。

これらのケースは比較的治療しやすく、オナニーの学び直しで改善が可能です。

また、床などに陰茎を押し付け、こすりつける「床オナ」も、腟内射精障害の原因となります。「床オナ」の問題点は、完全に勃起しないまま射精するのが習慣化していることです。完全に勃起してしまうと挿入しても気持ちよく感じることができないため、射精ができなくなるのです。

こうしたケースでは、勃起した状態で射精をするよう治すのに時間がかかるケースが多いので、早く子どもが欲しいという場合には、射精障害の治療と並行して、人工授精などの不妊治療を行うか、不妊治療が優先されることがあります。

逆行性射精は、前立腺の膀胱側にある内尿道口がうまく収縮しないことで起こります。「アモキサン」は、２００３年に逆行性射精にも効果があると初めて報告され、その後も日本で有効性が多数報告されたため、２０１９年より逆行性射精の治療薬として保険適応となりました。ところが、２０２３年2月に出荷停止となったため、現在はアモキサン登場前に使用されていたトフラニールが処方されるようになっています。

早漏については、58ページでお伝えした通り、やはり正しいオナニーによる訓練で改善が可能です。「出したくなったらすぐに出す」射精はやめて、射精感を3回我慢して、４回目で出す、というオナニーの方法（ストップ－スタート法、213ページで後述）を続けることで、徐々に射精のタイミングをコントロールすることができるようになります。

これら射精障害の中で、自分自身で克服可能であるのは、早漏と、腟内射精障害を含む遅漏です。したがって、本章「射精障害克服編」の掟は、早漏と腟内射精障害の克服に向けた掟ということになります。

射精障害克服のための射精道は次の通りです。順に解説していきましょう。

射精障害克服のための「射精道」

第１条　射精はオナニーに始まりオナニーに終わる

第２条　夢精は経験のうちに入らないと心得よ

第３条　射精は経験回数がものを言うと心得よ

第４条　目的意識を持ってオナニーに臨むべし

第５条　射精を目指すにはまず亀頭に感覚を集中すべし

第６条　短時間で射精ができるように練習すべし

第７条　早漏は訓練にて克服可能と心得よ

第８条　射精に失敗はつきものにて試行錯誤すべし

第９条　本番とかけ離れた条件のオナニーは回避すべし

第10条　精液をよりたくさんより遠くに飛ばすイメージを持つとよい

第11条　気持ちのよい射精ほどよい射精と心得よ

第12条　おかずローテーションを実践するもよし

第13条　禁欲をうまく活用すべし

第14条　マスターベーターを活用すべし

第1条　射精はオナニーに始まりオナニーに終わる

釣り人にはおなじみですが、「釣りはフナに始まりフナに終わる」という格言があります。釣りの初心者が、釣りの基本道具の使い方を学ぶ身近な釣りが、フナ釣りというわけです。最初にフナ釣りで釣りの楽しさを覚え、だんだんいろいろな釣りに挑戦していくことを言い表している格言ですが、射精道におけるフナ釣りが、オナニーです。

もちろん、フナ釣りを知らないままに、初心者ながらいきなり大物釣りの魅力に取りつかれる人もいます。それでも道具をうまく使いこなすことができれば、何も問題はありません。

同じように、オナニーで射精する前に、いきなりセックスで射精することを覚えることになったとしても、きちんと射精がコントロールできれば、何の問題もありません。よほどよい指導者の手ほどきを受けることができれば、それは可能かもしれません。

しかし、第2章「思春期編」で述べた通り、一人で試行錯誤しながらオナニーをし、ある程度の年月をかけて射精コントロールの仕方を体得していくのが、射精の基本です。繰り返しになりますが、オナニーはセックスという本番を迎えるための練習です。バットをろくに振れないのに、いきなり野球の試合に出てホームランを打てるはずがないのと同じです。

もしも射精をうまくコントロールできない場合には、第2章の「思春期編」で記した「本番のための練習となるオナニー」の方法に合わせて、今日から練習をスタートさせてください。射精コントロール体得のための練習を始めるのは、いくつになっても遅すぎるということはありません。

第2条　夢精は経験のうちに入らないと心得よ

夢精とは、ご存じの通り、寝ている時にHな夢などを見て射精をすることです。

また、あまりなじみがない「遺精」という言葉もありますが、これは、性行為（オナニーなどを含む）をしていないのに、勝手に射精してしまうことを指します。

「夢精」も「遺精」も、通常は無意識に起こり、夜間に起こる遺精が夢精ということになります。生理現象であり、いわば勝手に精液が出てくるわけです。人生初めての射精である精通は、夢精だったという人は多いと思います。

とはいえ、夢精は無意識下で起こることなので、射精の経験値を積み上げることには当然ながらつながりません。繰り返しになりますが、自らが意図して行う射精、つまりオナニーは、セックスという本番を迎えるための練習です。たとえ夢精を毎日していても（毎日する人はいないでしょうが……）、セックスの練習にはならないということです。

実際に、夢精しかしたことがないという、腟内射精障害の患者さんを何人も診たことがあります。どの方も、夢精以外で射精を経験したことはありませんが、子どもが欲しいといって、ご夫婦で来院されてきました。

そのうちの30代のある男性は、当時のアダルトビデオ（現在のアダルト動画）にはほとんど興味を示さず、見たことがないとのことでした。勃起はするものの、オルガズムの有無がはっきりせず、意識下での射精を経験したことがないと診断しました。

検査で、テストステロンが低値であることが判明したため、テストステロン補充療法とオナニーの指導（射精指導）を同時に行い、腟内射精が可能となりました。

このように、オナニーは正しい知識のもとで正しく行うことで、しっかりと本番に結び付けることが可能です。勃起も挿入もできるけど、射精ができない。でも夢精はある……という場合には、技術的な問題で解決するしかありません。

ほったらかしにせず、正しいオナニーで射精する方法を知り、練習を重ねることで、セックスでの射精を得てほしいと思います。

第3条　射精は経験回数がものを言うと心得よ

「射精は一日にしてならず」とは、僕が作った言葉ですが、自分自身で名言だと思っています。

言葉通り、きちんとコントロールされた気持ちのいい射精は、一日二日やったからといってすぐにできるようになるものではない、ということです。射精障害に悩んでいる男性が、週に1回、10日に1回オナニーで射精をした程度では、望むレベルの射精ができるようにはならないでしょう。

僕自身のことを思い返してみても、自分の思い通りに射精をコントロールできるようになる（毎回気持ちのいい射精ができるようになる）までには、毎日毎日オナニーに励んで、半年以上かかったと記憶しています。それまでには、ちょっぴり出たけどスッキリしなかったり、思ったより早く出てしまったりと、いつもどこか不全感がありました。思った通りのタイミングで思い切り気持ちよく射精ができるようになるまでは、毎日チャレンジしてもけっこう時間がかかるものです。

それは、逆上がりや自転車に乗る練習と似ています。コツをつかむまで、来る日も来る日も練習して習得する技術であるということです。毎日やらなかったら、できるようになるまでもっと時間がかかったと思います。

膣内射精障害の方は、なかなか思い通りに射精できないために、いつしか面倒になって、オナニーもあまりやらなくなる傾向があります。しかし、それではいつまでたってもよくなりません。

そこで、いつも僕は、「膣内射精障害克服のためには、指導した方法で毎日やってください。少なくとも週2～3回は行うことを奨励します」とお伝えしています。

基本的には手で行うオナニーでよいのですが、前出のTENGAを使用したオナニーも、膣内に近い環境での射精につながるので、経済的に支障がなければお勧めできます。

第4条　目的意識を持ってオナニーに臨むべし

射精障害の克服に向けたオナニーの最終目標は、「膣内で気持ちよく射精できるようになること」です。

だから、本番であるセックスで得られる刺激とはほど遠い刺激方法で、オナニーを行ってしまっては、有効な訓練になりません。筒状にした手で膣圧に近い力でしごく、挿入感が膣内の環境に近いマスターベーターを用いるなど、セックスの時に得られる刺激に近いオナニーの方法で行うことが大切です（詳細は**第14条**で解説）。

聖隷浜松病院リプロダクションセンターでは、男性不妊で受診された方の約15％に射精障害があり、そのうちの半数以上、全体の約8％が腟内射精障害でした。つまり、この方たちは、目的意識を持ったオナニーによって、腟内で射精することが可能になれば、全員子どもを持てる可能性があるということです。

実際に、腟内射精障害の方の精液の状態は、良好であることが多いのです。精子の数も動きも申し分なく、腟内で射精ができれば、妊娠させる力は十分にあります。僕はいつも、その検査結果を見るたびに、「わざわざ高い不妊治療をしなくても、正しいオナニーで射精のコツをつかんで腟内射精ができるようになれば、子どもは自然にできるはず。頑張れ！」と、患者さんたちを心のなかで叱咤激励しています。

実際に、目的意識の強い方は、こちらが思っているよりも早く早漏を克服したり、腟内射精が可能になったりしています。

床オナで腟内射精障害になったある30代の男性は、布団にこすりつけないと射精できない状態だったため、布団の上にＴＥＮＧＡを固定し、そこに挿入をして自分で腰を動かしてオナニーをすることを考え出しました。それなら、より本番に近い環境になると思ったそうです。そして次にパートナーにうつ伏せに寝てもらい、後ろから挿入する体位でセックスをしたところ、無事に膣内で射精ができるようになりました。セックスに近い環境に近づけるべく、自分で考えて段階的に実行したところが、素晴らしいと思います。

この男性のように、本番でうまくいく方法を創意工夫しつつ、オナニーを繰り返し行うことが、射精障害の改善につながるはずです。

第５条　射精を目指すにはまず亀頭に感覚を集中すべし

オナニーでうまく射精できないという方の中には、全く亀頭を刺激していないケースが時々見受けられます。亀頭とはペニスの上部の膨らんだ部分を指しますが、最も感度が高く、オナニーで集中的にこの亀頭を刺激することで、射精に至ることができます。なお、包皮はかぶった状態でも大丈夫です。

全く亀頭を刺激していない人は、亀頭の下部にあたるいわゆる「竿」の部分だけをしごいているため、快感はあまり得られず、射精に至ることは難しくなります。

心因性のＥＤの治療では、「感覚集中訓練」という行動療法があります。「勃起しなくてはいけない」「最後までセックスができないといけない」といったプレッシャーを取り除き、ペニスで感じる感覚のみに集中してもらうトレーニングです。医師によって、集中する箇所やプロセスに違いはありますが、僕はこれを腟内射精障害の治療に取り入れ、「セックスの時はとにかく亀頭だけに自分の感覚を集中してください」とお伝えしています。

結局、射精は亀頭で感じた刺激によって得られるわけです。オナニーの時は、射精に直結する刺激を感じ取り、一番感覚の敏感な亀頭に刺激を集中させているはずです。

もし、パートナーが協力してくれる場合には、腟内に亀頭だけを浅めに挿入し、浅めの挿入のままで腰を動かすと、亀頭が重点的に刺激されます。さらに、その後は深い挿入と浅い挿入を交互に繰り返し、亀頭が刺激される深さや動きの速さを調節します。「亀頭が刺激される＝気持ちがいい」挿入と動きを続けることで、腟内射精を目指してください。

第6条　短時間で射精ができるように練習すべし

射精に極端に時間がかかる遅漏と腟内射精障害の場合には、短時間で射精ができるようになるトレーニングをする必要があります。

遅漏というと、そうではない多くの男性は、「長持ちするなんていいじゃないか」と言いますが、そうとも言い切れません。遅漏男性のパートナーは、一度のセックスで20分、30分と続く挿入にヘトヘトになっていることが多く、それが毎回となるとさすがに嫌気がさしてきて、セックスを拒絶するようになってしまうこともあるからです。長時間のセックスで、女性の腟内に炎症を起こしてしまうこともあります。そのためにセックスレスになってしまうカップルもあるくらいです。

よく、アダルトビデオ（ＡＶ）の男優さんは、数十分も続く挿入を当たり前に行っていたりしますが、あれはあくまでファンタジーです。本当に毎回、数十分も挿入していたら、パートナーは疲れ切ってしまうでしょう。

また、男優さんは、自分が出そうと思った時に射精ができるように訓練していますから、遅漏ではありません。この「自分で射精するタイミングをある程度コントロールできる」というスキルが大切なのです。

遅漏の大きな原因は、適切なオナニーで射精をコントロールする技術が習得できていないことです。まずは軽い握りで射精ができることを目指してください。陰茎を包むように軽く握り、亀頭部をソフトに刺激します。握りに強弱をつけるのはかまいませんが、ずっと強く握り続けることはＮＧです。この後、**第14条**でご紹介するような、重度遅漏を治療する目的で開発されたマスターベーターを使用するのも有効です。

「早く射精をしなくては」と考えるとプレッシャーになってしまうので、あくまで亀頭の気持ちよさに集中するようにしてください。

これまで30分かかっていたという人は、10～15分で射精できるようになることをまずは目指しましょう。5分以内に射精ができるようになると理想的です。

第7条　早漏は訓練にて克服可能と心得よ

射精についての相談で多いのは、「早漏」と「遅漏（腟内射精障害を含む）」です。

早漏で悩んでいる人から見たら、「遅漏なんて長くセックスが楽しめてうらやましい」と思いがちですが、じつは専門医の僕から言わせると、「早漏のほうが遅漏よりよっぽど克服しやすい」といえます。遅漏の治療のほうがよほど大変で、なかなか治すことができないからです。

アメリカ精神医学会の精神疾患の診断分類「ＤＳＭ－５」によると、早漏は「パートナーとの性行為の間に腟挿入から約1分以内で、その人が望む以前に射精が起こる、持続的または反復的な様式」と定義されています。

さらに、腟挿入から射精までの時間が約30秒～1分以内を軽度、約15～30秒以内を中等度、約15秒以内もしくは性行為開始時、性行為前に射精が起こる状態を重度としています。

そこまで早くなくても、思ったようにセックスを持続できなければ、早漏であるともいえます。先にもご紹介した有名な性科学者であるH・S・カプランは、「早漏の問題点は、時間ではなく、射精反射を思うようにコントロールできないことにある」としています。

では、どうしたら反射的に射精することなく、高い興奮レベルに耐え、思った時に射精できる「射精コントロールが確立された状態」になれるのでしょうか。

それはズバリ「ひたすら射精を我慢する訓練をする」ということに尽きます。そして、その訓練法には「ストップ‐スタート法」と「スクイーズテクニック」があります。

ストップ‐スタート法は、陰茎を用手的に(手を使って)しごいて刺激し、射精しそうになったら刺激を中止する。射精感が弱まったところで、刺激を再開させ、同様にオルガズムに達しそうになったら刺激を中止する。これを3回繰り返し、4回目の刺激で射精するというものです。オナニーの時にもセックスの時にも、毎回このストップ‐スタート法を実践します。

一方、スクイーズテクニックは、手技はストップ‐スタート法と同様に行います。そして、射精しそうになったら刺激を中止する代わりに、人差し指と親指で亀頭のすぐ下で尿道を圧迫するようにつかみ、勃起がほとんどなくなるまで強く圧迫するという方法です。射精感が低下したら、再び陰茎をしごくというのを3回繰り返し、4回目の刺激で射精します。

これを繰り返すことで、4～12週もすると早漏の改善が見られるようになるでしょう。

改善が見られても安心してはいけません。トレーニングを継続して、毎回の射精で射精反射を思うようにコントロールできるよう意識し続けてください。

第8条　射精に失敗はつきものにて試行錯誤すべし

射精を思い通りにコントロールできるようになるには、オナニーでの練習を幾度となく繰り返すことが必要であることは、すでに述べた通りです。たとえある程度のコントロール感を得たとしても、ちょっとした環境の変化や、パートナーが変わった時や、その時の精神状態で、失敗することは珍しくありません。生理的なことなので、１００％成功するということはないわけです。

「弘法にも筆の誤り」といいますから、一度や二度の失敗で悩んだり、あきらめたりすることはないのです。他の方法をまた考えて、前に進んでいきましょう。専門医のサポートを受けることも一手です。

第9条　本番とかけ離れた条件のオナニーは回避すべし

膣内射精障害で私のもとを訪れる方々の多くは、思春期の頃から実際のセックスとはかけ離れた条件でのオナニーをしています。オナニーのおかずの危険性については、第2章「思春期編」の**第14条**で詳しく解説していますので、そちらもご参照ください。

半勃起状態で床などに陰茎をこすりつける床オナをはじめ、シャワーを陰茎に勢いよく当てたり、太ももにはさんだ状態でスリスリとこすりあげたり……。脚をピンとのばしていないと射精できないという人も多いですし、電動マッサージ器の刺激でないとだめという人まで、オナニーのバリエーションはさまざまです。

このように、実際のセックスからかけ離れた形でオナニーをやればやるほど、膣内射精障害につながりやすくなります。陰茎は膣で包まれる状態に近い形で刺激すること、そして生身の女性をリアルにイメージできるような素材で性的興奮を得ることを基本としてください。

また、子どもを望まない場合には、コンドームの装着は必須です。装着した状態での射精がうまくいかない場合には、慣れておくためにコンドームを実際に着けてオナニーをするのも、よい練習になります。相手を待たせていることをイメージしながら、さっと素早く装着できるようになると、本番で慌てることもなくなります。

また、中には「相手を妊娠させたら大変だ」という意識が強烈なブレーキになってしまい、膣内で射精することができなくなる男性もいます。そうしたケースでも、普段からきちんとコンドームを装着する練習をしておけば、「避妊をしているから射精しても大丈夫」といった安心感につながるでしょう。これもまた、本番を想定した練習になるはずです。

本番とかけ離れた変わったオナニーは、絶対にダメとは言いませんが、たまのお楽しみ程度にとどめたほうが無難です。

第10条　精液をよりたくさんより遠くに飛ばすイメージを持つとよい

経験者には分かると思いますが、射精したくなった時に全く我慢しないで射精をすると、ドロリと勢いもなく精液が出ます。この時、出る精液の量も少なくなります。

このことは、第2章「思春期編」の**第1条**で詳しく解説している、基本の基です。また、本章の**第7条**で紹介した「ストップ－スタート法」のように、ある程度我慢してから射精をすると、勢いよく精液が飛び出し、その量も多くなります。

つまり、より勢いよく遠くに飛び出すような射精を目指すためにも、毎回ある程度我慢をした後に出すように習慣づけることが大切ということです。

第11条　気持ちのよい射精ほどよい射精と心得よ

すでに述べた通り、よい射精とは気持ちのよい射精。そして、気持ちのよい射精は飛距離を増し、精液の量も増えるよい射精となります。

精子の量や飛距離が増すということは、妊活においてプラスに働きますから、まさしくいいことずくめ。自分自身も気持ちよくなる射精を追求することが、よりよい射精をすることにつながります。

最初から無意識にできている男性も中にはいますが、多くの場合では、正しいオナニーを日々行ってコツをつかむ必要があるのは、これまでに述べた通りです。

第12条　おかずローテーションを実践するもよし

第2章「思春期編」でご紹介した「おかずローテーション」は、膣内射精障害の方にも実践してもらっています。

先にも述べた通り、レイプものやアニメなど、現実とかけ離れた過激なアダルト動画ばかりを見ていると、実際のセックスが難しくなることがあります。最近は、バーチャルリアリティのアダルト動画も出てきて、疑似セックスともいえるような刺激の強い動画がどんどん登場しています。あまりにも臨場感があるので、脳はすっかりだまされてしまうのでしょう。あまりにも刺激が強いおかずばかりを使ってオナニーをしていると、空想力（妄想力）が低下し、強い刺激でないと反応しなくなってしまいます。空想力（妄想力）を低下させないことが、セックスには重要なことなのです。

心当たりのある人は、弱い刺激でもしっかり勃起して射精ができるように、時々水着の写真や妄想だけでオナニーをしてください。刺激の強いアダルト動画も全くダメではありませんが、数回に一度の視聴にとどめることをお勧めします。

第13条　禁欲をうまく活用すべし

これまで、射精障害を克服するためには「どんどん射精するしかない」と言ってきましたが、連日射精していると、射精しにくくなってくることがあります。そういう場合には、射精を少しお休みしてみるのが有効なことがあります。

先にも述べた通り、基本的には、日常的になるべく頻回に射精を行うことは大切です。しかし、特に遅漏（膣内射精障害を含む）の場合は、練習をしすぎることで、さらに射精を困難にしてしまうことがあります。「ちゃんと射精するまで終われない」という気持ちがプレッシャーになってしまうこともあります。

そのため、いつもより射精することに困難を感じる時や、そのような日が続くような時には、しばらく禁欲をしてみましょう。自分の中に性欲をため込んで、それが自然にあふれだしてくるのを待つイメージです。

禁欲期間には、まったく性的なものを遠ざけるのではなく、むしろ性欲が刺激されるような視覚的な刺激は積極的に取り入れていきましょう。そこで多少性欲が高まってきても、しばらく我慢するのがコツです。いわば、多少おあずけする「自分放置プレイ」をしてみてください。

料理で言えば「空腹は最高のソース」と言いますが、それと同じ理屈です。「射精することがプレッシャー」の状態から、「射精したくてたまらない」という状態になってから射精をすることが、遅漏の改善にもつながります。

第14条　マスターベーターを活用すべし

間違ったオナニーによって起こる腟内射精障害の治療は、正しいオナニーの学び直しが中心になりますが、前章、本章で何度もご紹介しているマスターベーターＴＥＮＧＡも、腟内射精障害の治療に広く活用されています。

僕が最初にＴＥＮＧＡの有用性を実感したのが、床オナを長年続けていたために腟内射精障害となった方でした。その方は、中学生の頃から、陰部を浴室の冷たい壁にこすりつけて射精をする習慣がありました。結婚しても同様のオナニーがやめられず、セックスはできるけれども、セックスでの射精は未経験でした。セックスの時は射精したふりをし続けていたために、妻は夫の腟内射精障害に気づいていませんでした。

男性は手を使ったオナニーでも射精ができなかったため、僕はＴＥＮＧＡを使用した射精の練習を提案しました。ハードタイプから始め、射精ができたら次は標準タイプ、それで射精できたら、次はソフトタイプで射精できるように練習してもらいました。すると、４カ月後に初めて腟内射精を経験し、３回に１回程度は腟内射精ができるようになりました。

硬くて冷たい壁にこすりつけて得られる刺激でしか射精できない状態から、柔らかくて筒状のものに包まれる腟内環境に近い刺激に段階的に慣れていくことで、無事に改善に結び付けることができたのです（＊23）。

現在は、この理論を応用して、遅漏、腟内射精障害の改善を目的とした「メンズトレーニングカップ　フィニッシュトレーニング（次ページ・**資料23**）」が、ＴＥＮＧＡヘルスケア社から発売されています。刺激の強度がレベル1からレベル5までの5種類で1セットになっています。

最初は強い刺激のもの（レベル1、2：ハードタイプ）からスタートし、徐々に刺激を弱め、弱い刺激のもの（レベル4、5：ソフトタイプ）で射精ができるようになれば、腟内の環境に近いレベルで射精ができるようになっているというものです。

当院では、腟内射精障害の患者の9割以上が、このトレーニングカップで射精ができるようになり、およそ5割の方が腟内射精を経験できるようになりました。

この理論は、早漏の治療にも応用できます。早漏の治療では、逆に弱い刺激から強い刺激へと慣らしていくことがトレーニングになります。

同じくTENGAヘルスケア社の「メンズトレーニングカップ　キープトレーニング（次ページ・**資料24**）」は、最初は弱い刺激のもの（レベル1、2：ソフトタイプ）からスタートし、挿入時間（射精するまでの時間）が長くなったら徐々に刺激を強め、強い刺激のもの（レベル4、5：ハードタイプ）でも挿入時間が長くなるようにトレーニングします。

マスターベーターを使ったトレーニングは、医療機関を受診しなくても、自分でできるのが最大のメリットです。上手に活用して、悩みを克服してください。

資料23　遅漏・腟内射精障害改善用のマスターベーター

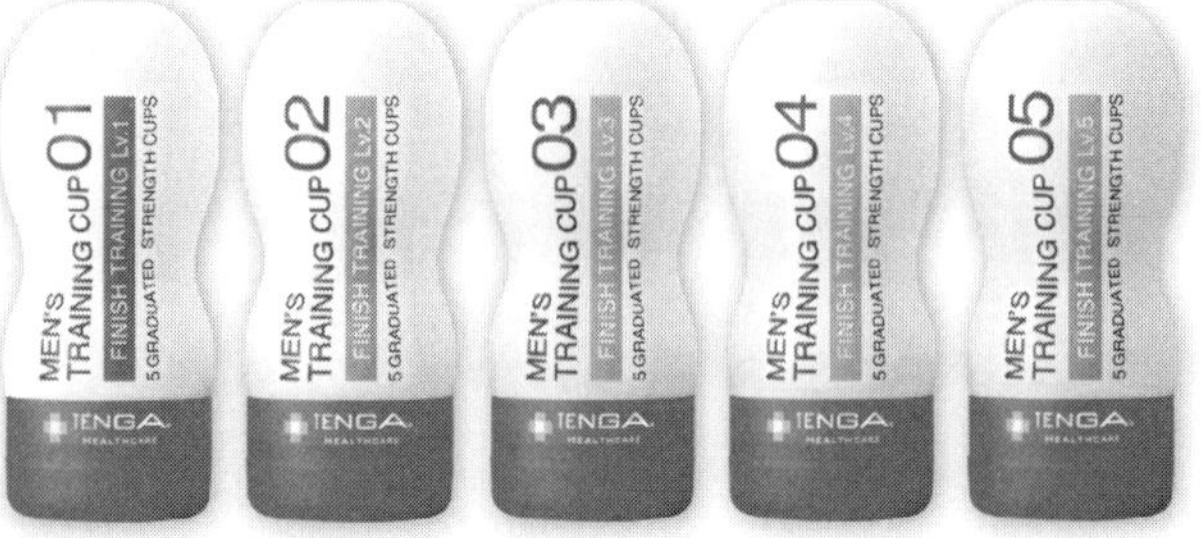

自宅で遅漏・腟内射精障害の改善トレーニングができる「メンズトレーニングカップ フィニッシュトレーニング」。圧力の強度が異なるレベル1からレベル5までの5種類で1セット。腟内の感覚に近い内部構造を持つカップに陰茎を挿入して使用する。

資料24　早漏改善用のマスターベーター

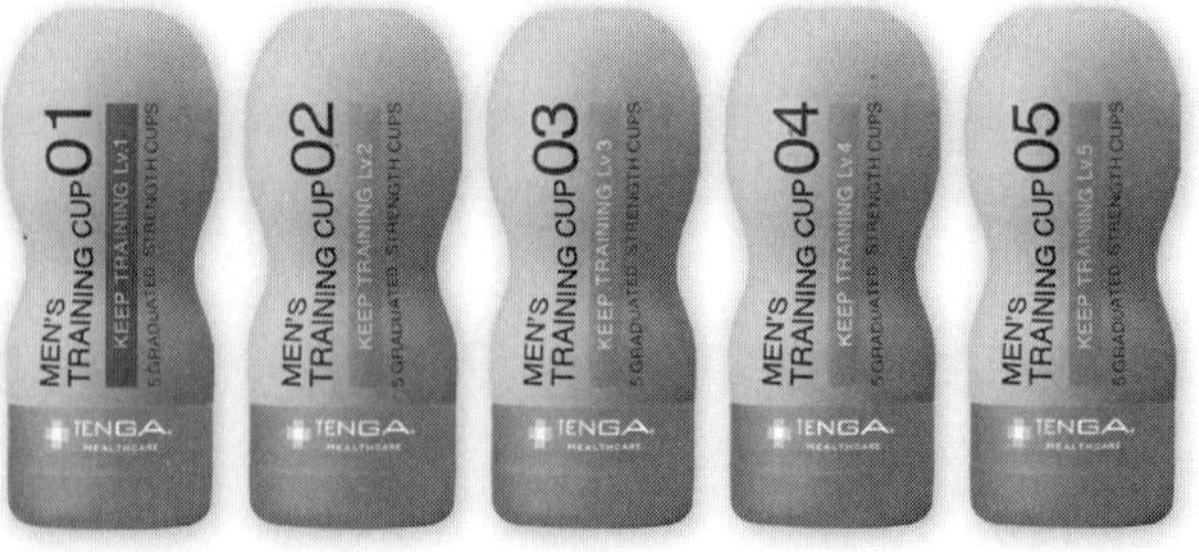

早漏改善用の「メンズトレーニングカップ キープトレーニング」。弱い圧力のレベル1から強度が強くなるレベル5までの5種類を段階的に使用することで、徐々に挿入時間が長くなるようにトレーニングできる。

第7章

性教育の黒歴史とオナニー受難の日々

「男は勝手に覚えるもの」はなぜ危険なのか

ここまで読み進めていただいた方はすでにお気づきかと思いますが、さまざまな男性の性にまつわる悩みやトラブルは、性に関する知識不足や、間違った知識や認識を持っていることから発生しています。

最近は性教育に関する本が話題になったり、テレビや新聞で性教育が特集されたりするようになりましたが、まだまだ性教育が行き届いているとは言いがたいですし、男性向けの性教育についてはまったく不足していると思います。

というのも、僕の外来には、性知識が不十分なことが原因でさまざまな悩みを抱えた方が、日々、絶え間なく訪れているからです。

特に射精障害の患者さんたちと話をしていると、「ああ、正しい知識があれば避けられたのに」と感じることがよくあります。

中学校、高校のなかには、性教育に熱心な学校もあれば、あまり力を入れていない学校もあります。性教育に熱心かどうかは、その学校の保健の先生や校長先生の教育方針や意識に大きく影響されます。

そして、どの学校でも共通しているのは、性教育の内容がほぼ、女性向け中心になっていることです。月経や避妊の方法についてはしっかり学びますが、男性の射精に関することは、ほとんど教えられていません。結果として、男性は男性器のつくりや機能については多少理解はしていても、射精についてはほとんど教育を受けないまま大人になります。

つまり、男性が正しく射精するためのオナニーについては、「勝手に覚えるもんだろ」とほったらかしになっているのです。そのため、自己流でなんとなく覚えた間違ったオナニーの習慣が原因となって、大人になってから射精障害に悩む……ということが多発しています。

なかにはオナニーをタブー視する社会や家庭の影響を強く受けてしまい、射精することに罪悪感を持つ男性さえ存在しています。

女性の月経については、教師も親も「きちんと教えなければ」というリテラシーが昨今は高まっていますが、男性の射精についてはなんとなくタブー視されているために、性教育のなかで置いてきぼりにされているのです。

僕は男性に向けた性教育において、何が一番重要かと問われたら、迷わず「適切なオナニーで適切に射精をすること」と答えます。性欲をコントロールする上でも、将来迎える本番（セックス）で適切に射精できるようになるためにも、必須だからです。

「寝た子を起こすな」というのが日本の教育界

まだまだ立ち遅れている日本の性教育ですが、とはいえ過去にさまざまな受難を乗り越えて、ようやく昨今のややリベラルな状態にまでアップデートされてきました。性教育先進国ともいえる北欧式の性教育を取り入れて、8歳から生殖器についてや子どもができるプロセスを教える教育現場も出てきました。

これについては、素晴らしくよいことだと思っています。

というのも、日本の中学校の学習指導要領には、通称「はどめ規定」というものがあり、避妊や性感染症については性教育で学ぶのに、なぜか「セックスについては触れてはいけない」とされており、常々おかしいと感じていたからです。

さらに、「セックスのことなんて教えたら、やってみたいと思う子が増えてしまう」「性教育がセックスを誘発する」というおかしな理論を信じる大人も多くいて、性教育がなかなか普及しない理由の一つになっています。

しかし、子どもたちは、早い子の場合は小学校の中学年あたりから性に興味を持ち始め、精通や月経が始まります。中学生になればオナニーをし始め、セックスを経験する子も出てきます。

性教育でセックスを教える教師たちに「寝た子を起こすな」と言った政治家がいましたが、小学生でもすでに起きている子もいるのです。成長がゆっくりの子よりも、成長が早い子に合わせて教育しないと、多くの場合で手遅れになってしまいます。

すでに起きている子を放置してしまうのは、あまりに無責任で危険なことであると、僕は考えています。すでに性に目覚めている子には、早期に正しい知識を根付かせないといけません。

不十分な性教育の末路を目にするのは、現場の医師たち

僕たち現場の医師は、間違ったマスターベーションで射精障害になった男性や、セックスをすると妊娠することを知らず、何をされているのか分からないままレイプされて妊娠してしまった女の子などの診察を通して、性教育の重要性をいやというほど見せつけられてきました。

子どもたちが性について知らないのをいいことに、「誰にも言っちゃいけないよ」「異常がないかどうか身体を見てあげる」などと言いながら近づいてくる性犯罪者たちがいます。今は女の子だけでなく、男の子もその標的であることは、みなさんもご存じでしょう。

つまり、子どもたちがセックスについて知らないことが、悪い大人たちによる性被害を助長させているともいえるわけです。小学生の時から、セックスという行為があるということを知ったうえで、喫煙や飲酒と同じように、「セックスは大人になってからすること」という認識を子どもたちにしっかり根付かせることが必要であり、それが性犯罪の抑制にも働くと考えています。

僕自身は、1998年から性機能障害に悩む男性の診療を開始しました。腟内射精障害や性の知識不足に心因性EDなど、うまくセックスができない男性を診察しているうちに、大人になってから困らないためのセックスに関する知識を、学生のうちに勉強しておく必要があるとの考えに至りました。そして、2001年から性教育の活動を開始しました。

ところが、当時は性教育がバッシングされるような「性教育・冬の時代」を迎えていました。社会や教育界での根強い性教育に対する拒絶反応には何か理由があるのだろうと思った僕は、性教育の歴史について調べてみることにしました。

「いみじきものなれ」とオナニーが賛美された江戸時代

セックスやオナニーについて語ることは、現代社会ではなんとなくタブー視されていますが、じつは、もともと日本人は、性に対してもっと開放的で、肯定的な民族でした。

たとえば、オナニーについて触れている最も古い文献は、13世紀の『宇治拾遺物語《うじしゅういものがたり》』といわれています。巻一に「源大納言雅俊《げんのだいなごんまさとし》　一生不犯《いっしょうふぼん》の鐘打たせたる事」というお話がありますが、そこに、生涯セックスを禁じられている僧侶が、「かはつるみはいかが候《さぶら》ふべき（オナニーはしてもよいのでしょうか）」と質問した、というくだりがあります。禁欲が必要な僧侶であっても、時にはオナニーで発散していたことが伝わる一節です。

また、江戸時代には、町民や農民など庶民層においては、性に対する認識はさらに大らかに、肯定的になっていきました。それは、世界的にも有名な春画をみても、明らかです。男女の結合部が、じつにリアルな描写で、より大きく、強調される構図で生き生きと描かれ、自由で明るい性を楽しんでいる様子が伝わってきます。

実際に、セックスは、祭りの際には乱交やスワッピングという形で、享楽的なイベントとしても楽しまれていました。大人に限らず、二次性徴を迎えた農村の男子は、同じ村に住む年上の女性に「筆おろし」という形で、初めてのセックスを教えてもらっていました。筆おろしを通じて、男子たちはセックスのやり方をはじめ、やっていいこと、やってはいけないことなどのマナーを厳しく教え込まれていました。つまり、超リアルな性教育をしてもらっていたわけです。

一方、厳格な倫理を重んじる武家では、性に関しては強く制御されており、オナニーさえ禁じられていたといいます。それが、これまでにも何度か触れている、当時の儒学者・貝原益軒の健康に関する書物『養生訓』での「接して漏らさず（セックスはしても射精をしてはいけない）」にも表れています。僕は武士道の基本的な思想には共感しますが、当時の武家の閉ざされた性への認識については、まったく同意しません。

性にリベラルな江戸時代の庶民層は、当然ながらオナニーに対しても非常に肯定的で、会津藩の国学者・沢田名垂《さわだなたり》が記した『阿奈遠加志《あなをかし》』には、オナニーに対する賛辞が次のように記されています。


かはつるみとかいふをのこの手わざこそ、たぐひなくいみじきものなれ。名をたてず身をそこなはず、世のわづらひとなりしためしをもきかねば、これもまた、もとは聖《ひじり》ほとけの御《み》をしへにもやあるらん。

（オナニーはすばらしいものである。なぜなら健康を損なうことも、世間に迷惑をかけることもない仏の教えだから）

このように、一昔前の日本の庶民層においては、オナニーに対する宗教的なタブーも罪悪感の意識もなく、男性が当たり前に行うものとして認識されていたわけです。

西洋的な価値観（オナンの罪）から始まった「禁オナニー」

では、現代のオナニーに対するタブー視は、いったいどこからやってきたのかというと、明治時代の近代化に伴って日本に流入してきたキリスト教文化をベースとした、西洋の価値観からです。

西洋社会においては、18世紀以前から、生殖を目的としない射精、つまりオナニーや膣外射精は、神に対する背徳行為とされていました。セックスはあくまで子をなすための行為であり、避妊をするセックスは快楽のみを得る行為で、とんでもない大罪であるとされていたのです。

旧約聖書「創世記」38章では、オナニーの語源である「オナンの罪」についての記述があります。

ユダには、長男のエル、次男のオナン、三男のシェラという三人の息子がいました。ある時、長男のエルが死んでしまいます。子孫を残すために、次男オナンは、父親であるユダから、残された兄の妻タマルを娶《めと》り、子をなすことを命じられます。

しかし、オナンはそれに背き、タマルと関係を持つたびに膣外射精で精液を地に漏らし続けたことから、「オナニー（正確には膣外射精）という大罪を犯した」として、神に罰せられたという内容です。

さらに、18世紀に入ると、今度は宗教的な罪悪にとどまらず、オナニーを行うことは、身体や精神に有害であると指摘する書物が出版されるようになりました。

その一つである『オナニア』（1710年出版、著者不明）は、世界で最初のオナニー論を展開している一冊ですが、そこには「自慰のもたらすおそるべき結果」として、「成長の停止、包茎、嵌頓《かんとん》包茎、有痛排尿、持続勃起症、ひきつけ、癇癪《かんしゃく》、インポテンス（ED）、ヒステリー性麻痺、衰弱、不妊症」と、さまざまな症状を挙げています。しかし当然ながら、現代医学に照らし合わせてみても、オナニーはこれらの疾患の誘因にはなりません。

また、『オナニスム』（1758年出版、サミュエル・オーギュスト・ティソ著）という書物でも、オナニーはさまざまな疾患の原因になる悪習として結論づけられています。著者のティソはスイスの医師でしたが、こちらも先の書籍と同じく、科学的根拠はまったくありませんでした。しかし、そのセンセーショナルな内容が興味を引き、世界的なベストセラーになりました。そして、ティソが主張する通り、多くの医師が「オナニーは重い身体病の原因になる」と信じるようになっていったのです。

19世紀に入ると、さらにオナニーは社会問題として扱われるようになり、医師たちは禁止することに努めました。英仏米の医師の間では、「身体病と同様に、精神病の原因になる」とされて、特に精神疾患との関連について強く警告がされていました。当時の医師たちは「masturbatory insanity（オナニーによる狂気）」という概念を用いて、脳や神経組織に悪影響を与えるという考えを広めていきました。

こうして強固となった「オナニー有害論」は、20世紀半ばまで医学的常識として広く信じられるようになり、そのまま明治期の日本の性教育にも影響を与えることになったのです。

明治期の日本における性統制

明治時代の内閣は、世界に立ち遅れた日本の急速な近代化を推し進めるため、殖産興業と富国強兵による資本主義育成の政策に傾倒していきました。そして、それに伴って西洋社会と同じく、国家による性統制も推し進めたのです。春画や猥雑図書の出版・販売を禁じ、それまで庶民の間で当たり前だった、銭湯などでの混浴文化も禁止されました。

その後、1875年にアメリカのゼームス・アストンが記した性科学書『造化機論』の翻訳本が出版されると、春画に代わる知識層向けの読み物として、ベストセラーとなりました。「造化機」とは、生殖器を意味する言葉です。この本の影響で、「陰茎」「陰唇」「会陰」「卵巣」など、現代でもよく用いられている、解剖学的な知識に基づく性のジャンルの新しい訳語が生まれました。

この頃になると、妊娠、出産のメカニズムや避妊、産み分け法などについても紹介されると同時に、長らくネガティブな扱いだった女性の性欲も、肯定的な扱いに変わっていきました。「性愛の一致に基づく結婚」という現代の性道徳が同時に広がったのもこの頃です。

ところが、その一方で、西洋由来の「オナニーは有害」という認識が、教育界や医学界に浸透し、広がっていきました。

実際に、1890年に公布された「教育勅語」で触れられている性教育には、中等学校、高等学校、大学に通う男子学生に向けて、学生のうちは「性的に奔放《ほんぽう》であること」「絶倫であること」「性欲に満ちていること」はよくないこととされ、オナニーや性交は厳しく禁じられていました。

というのも、国家繁栄のためには、当時は「産めよ殖やせよ」という国策が推進されており、一人前の社会人になったら子をなすことを強く推奨していたのです。そのため、男子は、学生時代にはオナニーをせずひたすら禁欲し、結婚したら即、避妊なしのセックスをして、子どもをたくさん作ることを期待されていました。

その背景として、１８９０〜１９１０年頃には、学生風紀が乱れ、性行為感染症（当時は花柳病《かりゅうびょう》と呼ばれていた）も蔓延《まんえん》しており、学校現場の教師たちは危機意識を持っていましたが、学生の性行動への対応には苦慮していました。そこで、医師たちは、性教育を通じて学生の性問題を解決するべく立ち上がったのです。

ところが、この性教育を巡って、教育界と医療界で対立が起こりました。医学者中心の「性知識教育推進派」と、教育者中心の「性知識教育懐疑派」という対決の構図でしたが、性教育に懐疑的な教育者の主張というのが、現代と同じで、「科学的な性知識のみの性教育は、それが刺激になって性的悪行の手助けをするのでは」というものでした。

たとえば、医学者は性行為感染症について教える際、生理学的知識や感染症のメカニズムを理解させると同時に、それを防ぐためのコンドームを主とした感染症予防法を教えることが必要であると主張します。そうすると、教育者側は、コンドームの使い方を教えるということは、性感染症や計画外妊娠を気にすることなく婚外性交を楽しむ術を伝授することになるのではないか、という理屈で反論していたのです。

まさしく、現代の性教育を阻《はば》む「寝た子を起こすな」という論理で、この時代から脈々と受け継がれているのです。

つまり、教育者たちは、学生が性欲のとりこになって学業がおろそかになることを、政治家たちは、人々が婚外で自由にセックスをすることに夢中になって子どもを作ることがおろそかになることを、恐れていたのです。

同時期に西洋から輸入された「オナニー有害説」が教育界に広がり、衛生学や小児科学を主とした医学会も同じ立場を取りました。

その結果、少年期にオナニーを行うと、身体の発育停止やＥＤ、男性不妊を招き、ひどい場合には脳の力が衰えて精神的にも「沈鬱病《ちんうつびょう》」になる、という教えが、大正期の性教育にも受け継がれていったのです。

有害論に対して「オナニー無害論」が誕生した大正期

大正時代に入ると、オナニーに対するネガティブな認識はさらに加速しました。当時は

「通俗性欲学」という考えが流行し、その大家であった性科学者の羽太鋭治《はぶとえいじ》と澤田順次郎の共著『変態性欲論』（1915年発行）では、オナニーの害として、早漏やEDなどの生殖機能障害だけでなく、精神病、脳病、視力障害や聴力障害なども挙げています。この考えは、学校や教育家を通して教育現場にさらに広まっていきました。

オナニーだけでなく買春も禁じられていたために、若い男性たちは性欲の発散法をすべて奪われる形になり、苦しい状況に追い込まれていきました。

ところが、1920年になると、山本宣治《やまもとせんじ》（生物学者）、小倉清三郎《おぐらせいざぶろう》（性科学者）、北野博美《きたのひろみ》（性風俗研究家）、丸井清泰《まるいきよやす》（精神科医）らが、「マスターベーション無害説」を主張しました。僕が尊敬してやまない山本宣治氏は、同志社大学の講師時代に執筆した『人生生物学小引《しょういん》』（1921年発行）に、「自慰（オナニー）大害無し」と記しました。さらに、正当性を検証するために、1924年、性実態調査を行い、20歳男性の93%がオナニーを経験していることを報告。その後に執筆した多数の論文でも、「オナニーは無害」と主張し続けました。

自他共に認めるオナニー推奨派の僕と、この山本宣治氏の違いを挙げるとしたら、山本氏は「オナニーは無害」だけれども「オナニー推奨」はしていないという点です。同じように、北野博美氏も「過度のオナニーは有害」と著作に記しています。丸井清泰医師も同じく、害はないが「(オナニーは）決して賞《ほ》むべきことではなく、推奨すべきことでは無論ない」と著作に記しています。

そのため、オナニーは無害と言いながらも推奨はしない、もしくは過度なオナニーは有害という立場を取った識者たちは、「弱い有害論」と言われることもありました。

大正期の男子学生たちは、罪悪感を抱きながらも膨れ上がる性欲を収めるべく、ひっそりとオナニーをしていたことがうかがえます。

性欲の昇華を推奨した昭和の性教育

「有害！」とオナニーに強い抑制をかけた明治期から、「無害だけれども推奨はしない」とやや緩和された大正期の流れは、そのまま昭和へと移行していきました。

社会衛生学を専門とした医師、星野鉄男が1927年に記した性教育本である『性教育に就《つい》て』には、「男性の8割、9割が一度はかかる習慣であっても悪い習慣」「頭のいい子が、このオナニーの習慣にとらわれて、とんだ悪い成績になってしまったという例があるᅳ」とあります。

その一方で、精神分析学者の大槻憲二《おおつきけんじ》は、『続・恋愛性慾の心理とその分析処置法』（1940年発行）で、オナニーについて、買春に比べれば「青年の性処置法として最も合理的」と述べました。

男性の持つ性欲に対してネガティブなイメージが強く残ってはいましたが、「買春よりはオナニーのほうがまし」という流れは、1956年に制定、翌年に施行された「売春防止法」でより決定的になりました。明治期から続いた性の統制は、そもそもは買春による性感染症から青年を守ることが主目的でもあったため、買春よりはオナニーをして感染症にかからないでいてくれたほうが、教育界、医学界、双方の意に沿うものであったといえます。

とはいえ、教育界が先導する性教育においては、当時も公式にはオナニーを認める流れはありませんでした。戦後の性教育は、売春防止法の少し前、1948年にまとめられた「純潔教育基本要項」から始まりましたが、「性的刺激の環境から遠ざける工夫」や「性的意識を転換させる工夫として運動競技や趣味娯楽を楽しむ」といった指導法が明記されています。性欲を他の形でなんとかごまかしたり、発散させたりしようとする指導内容であり、まさしく「寝た子を起こすな」を踏襲したスタンスといえるでしょう。

この流れはさらに強化され、1963年、文部省が出版した『性と純潔』には、スポーツや芸術活動などで性欲を発展的に解消できるとする「性の昇華」という言葉が、はっきりと使われるようになりました。その後も、子ども向けの性教育冊子『中学生と思春期―男子編―』（1966年発行）、教師用の解説書『純潔指導』（1968年発行）と『生徒指導における性に関する指導―中学校・高等学校編―』（1986年発行）にも、おしなべてオナニーよりも「性の昇華」を勧める方針が記載されました。

ところが、一般社会では性に対する認識は大きく変化していきます。1960年代頃には、処女性や童貞性を重視する「婚前交渉はご法度」といった認識と、「愛し合っていれば婚前交渉もかまわない」という認識が併存するようになりました。社会規範よりも、個人の選択が重要であるという価値観が徐々に広がりを見せてきたのです。

それに伴って、書籍や雑誌のなかで「オナニー容認」の流れも生まれてきました。複数の医師などから「オナニーにやりすぎはない」「性欲はスポーツで解消できるものではない」など、性欲の昇華も否定されるようになりました。

この頃になって、ようやく男性の性欲に対するマイナスイメージが薄まり、気兼ねなく性欲を発散できる環境が生まれてきたのです。

そして1979年10月に日本性教育協会から発行された専門誌『現代性教育研究』に、オナニーの効用についてはっきりと記述されました。オナニーは性欲をコントロールする上でも、自らの性をポジティブにとらえるためにも必要な行為であるという考えが、ようやく主流になっていきました。

ところが、中学校の保健体育の教科書に「健康であれば、女子も男子もオナニーの回数で悩む必要はない」と記述されたのは、それから20年もたった２０００年代のことでした。

２０００年代以降の性教育の課題は

明治時代に西洋から輸入された「オナニー有害説」が払しょくされるまでに、およそ１００年以上がかかり、ようやくオナニーは気兼ねなくしてもいいことであると認知されるようになりました。

とはいえ、これまで述べてきた通り、オナニーの正しい方法について学ぶ機会は、まだまだ不十分です。それは、間違ったオナニーが習慣になったことで起こる腟内射精障害に悩む男性の増加を見ても明らかです。

避妊に対する知識や性感染症の知識と対策についても、間違った認識を持っている人が少なくありません。成人男性でも、知識が不十分なためにトラブルとなっている方が珍しくないのです。

また、昨今では、アダルト動画を見過ぎて健康や性生活に支障が出る「ポルノ中毒」についての懸念も広がりつつあります。

そのため、オナニーの方法も含めた細かな指導と包括的な性教育が必要になっていると僕は考えています。新たに必要な指導内容は、本書でこれまでご紹介してきた「射精道」としてまとめた通りです。

昨今、性教育のための一般書がベストセラーになったり、さまざまなメディアで取り上げられたりするようになりました。教育関係者だけでなく、多くの保護者が、家庭内における性教育について、真摯《しんし》に考え始めていることが分かります。

書籍だけでなく、最近では性教育のための専門のウェブサイトも数多く見かけるようになりました。僕自身も、TENGAヘルスケア社が運営している性のためのウェブメディア「セイシル」(https://seicil.com/)で、若年層の性の悩みに回答を寄せています。

現代は、性の正しい知識を得るためのオプションがさまざまに存在しているので、自分にとってアプローチしやすいものを選ぶとよいでしょう。

また、親御さんたちから「いつ性教育について教え始めればよいですか?」という相談もよく受けますが、僕はいつも「子どもさんが自分から聞いてきた時が、教え時です」と答えています。内容にもよりますが、まだ特に興味もない時期に、親がわざわざ教える必要はないと考えています。ただ、プライベートパーツの意識については、幼少期から入浴時などに親が教える必要があると思います。

動物園に出かけた時などに、たまたま動物が交尾しているところに出くわし、「あれは何してるの？」と子どもが聞いてきた……などが、よくあるシーンです。その時には、自然な流れで子どもができる仕組みを答えてあげてください。

そのような時に慌てないために、「聞かれたら、こう答えよう」と準備しておくとよいでしょう。夫婦で話し合っておくのもお勧めです。恥ずかしがらず、隠すことなく、淡々と説明できるようにしておいてください。

ちなみにわが家では、子どもたちが思春期の頃に中高生用の性教育本を一冊ずつ渡しました。本であれば、自分で気になった時に、気になる箇所を、誰にも気兼ねせずに確認できるからです。

また、よいと思える性教育本を、直接渡さなくても、家族共有の本棚に並べておくのもいいでしょう。興味を持った時に、子どもが自ら手に取って、勉強してくれると思います。

第8章

医学的に正しい陰茎のメンテナンス
――包茎から病気の見分け方まで

男子の魂である陰茎（刀）を正しく扱う

本章では、泌尿器科専門医として、正しい陰茎の手入れ法についてお伝えしていきます。陰茎のメンテナンスについても、正しい情報が十分に伝わっていない現状があるため、さまざまな誤解が生じています。「包茎は恥ずかしい」「ペニスが大きいほうが女性は気持ちよくなる」「亀頭に小さなブツブツがあるが……病気では？」などです。

さまざまな雑誌やインターネットで仕入れたこうした情報に振り回され、人知れず悩んでいる男性は少なくありません。なかには、すでに配偶者がいる中高年男性もいます。

本章ではこれらの誤解を順に解きながら、一通り読み通すことで、陰茎の健康を保つために必要な知識を備えていただきたいと思います。

チン毛（陰毛）が生えたら包皮を剥いて洗う習慣を身につけよう

思春期男子の悩みで最も多いのが、「包茎」についての悩みです。

包茎には大きく分けて2種類あり、普段はペニスの先端（亀頭）が包皮に包まれており、勃起した時や包皮を引っ張ると亀頭が露出する「仮性包茎」と、勃起しても亀頭が露出せず包皮に包まれたままになっている「真性包茎」です。

日本の成人男性のうち6〜7割は仮性包茎で、ごく普通のことなのですが、主に中高年男性の中には、包茎であることが恥ずかしいという感覚を持っている方が多くいらっしゃいます。
その理由は、1980年頃、「包茎は不潔である」「包茎だと女性に嫌われる」「包茎は格好悪い」といった、雑誌の広告欄などに載ったフレーズが一世を風靡《ふうび》し、多くの男性がそれを目にしたためです。

しかし、実際には仮性包茎はごく普通の状態であり、病気でも何でもありません。その証拠に、欧米では仮性包茎がデフォルトで、亀頭が露出したペニスは割礼（宗教的理由等で幼少期に包皮を切除する儀式）をしていると認識されます。健康面でも、セックスを行う上でも支障はないので、手術の必要は全くありません。

最近は「仮性包茎は普通」という知識が普及してきているため、若年層では特に恥ずかしがる人は少なく、診察室でも、包皮を剥かないままでも気にしない方が多くなりました。

一方、真性包茎の場合は包皮を剥いて洗うことができないため、亀頭と包皮の間に「恥《ち》垢《こう》」がたまりやすく、不潔になりやすいことから「亀頭包皮炎」を起こすことがあります。亀頭包皮炎を繰り返すと、包皮が硬くなって包皮輪が狭窄《きょうさく》し、尿が出にくくなることがあります。この慢性亀頭包皮炎は、陰茎がんや腎不全の原因にもなるため、炎症を繰り返す場合には、包皮を切除する手術をすることもあります。この場合の手術は保険適用されます。

包皮は剥けるけれども包皮輪が狭く、剥いたままだとちょっときつくて痛いという仮性包茎の人もいると思います。こんな状態の場合、剥いたままで放置すると、嵌頓《かんとん》包茎になることがあります。嵌頓包茎とは、狭窄している包皮輪と亀頭の間の包皮がむくんで腫《は》れてしまい、包皮を戻すことができなくなってしまった状態で、外科的な処置が必要になることもあります。

真性包茎であっても、必ずしも手術が必要となるわけではありません。後述するムキムキ体操（包皮を自分で剥く練習）をすることで、ほとんどの場合で仮性包茎の状態にもっていくことができます。

包茎の場合の洗い方とムキムキ体操

普段、亀頭を包皮が覆っていて、包皮が剥ける場合には、きちんと下まで剥いてから、刺激の少ない石鹸で軽く洗ってきれいに流してください。特に亀頭の根元の冠状溝には汚れがたまりやすいので、気をつけて洗いましょう。

「そんなの当たり前でしょう」と思うかもしれませんが、じつは意外としっかり洗えていない人は多いのです。亀頭包皮炎を起こして来院し、初めて陰茎を洗う必要性を知った、という患者さんもいました。炎症だけでなく、ニオイのもとにもなるため、日頃からきれいにしておきましょう。

真性包茎の場合は、お風呂で洗う時などに包皮を剥く練習をするといいでしょう。亀頭がある程度露出するところまで包皮を引っ張り、そのあと戻す。これを1回として、20回繰返して1セットとします。これを「ムキムキ体操」といいます。

朝昼晩の1日3セットを基本とし、入浴時のほか、トイレに行った時やオナニーの時にも行うとよいでしょう。

最初のうちは、亀頭が完全に露出するところまで剥くことができなくてもかまいません。痛みがある場合にも無理をせず、可能なところまで剥いて戻すことを繰り返してください。徐々に剥きやすくなっていきます。きっちりとやり続けると、真性包茎であっても約3カ月で、包皮輪が緩んで自由自在に剥けるようになります。

もし、自分ではどうしても思うようにできないという場合には、一度泌尿器科かメンズヘルスの医療機関で相談することをお勧めします。包皮輪にステロイド軟膏を塗布しながらムキムキ体操をすると、さらに効果的です。

思春期前のお子さんの包皮を剥いたほうがよいかどうかについては賛否両論ありますが、僕は「無理にやる必要はない」と考えています。子どもの場合は包皮が亀頭に癒着していることも多く、この時期に無理に剥くのは、子どもたちにとって恐怖と痛みの体験であり、お勧めしていません。成長に伴う陰茎の増大にしたがって包皮輪が広がり、思春期までに90%以上の男児で包皮が剥けるようになり、亀頭も露出できるようになるからです。

生理的包茎の小児の包皮は剥く必要がありませんが、亀頭包皮炎を繰り返す場合や、排尿時に包皮先端が風船状に膨れ、排尿異常や尿路感染をきたす場合は、ステロイド軟膏を用いたムキムキ体操の適応があります。

ただし、包皮は剥いた後は、必ず元の位置まで戻すことも教える必要があります。幼児期は、剥けたとしても包皮輪がまだ狭いことが多く、剥いたままにすることで、前出の嵌頓包茎になることがあるからです。包皮は必ず元に戻しておきましょう。

セックスやオナニーの後始末

セックスやオナニーの後も、石鹸で軽く洗っておくのが理想です。行為の直後に風呂場へ直行、というほどではありませんが、少なくとも1日以上放置することがないようにしてください。

コンドームやローションを使用した場合にも、その成分が付着したままにしておくと、乾燥して炎症を起こすことがあります。「肌に無害」とあっても、長時間、未洗浄のまま陰茎を放置しないようにしてください。

陰茎の病気とその見分け方

痛みやかゆみがある。赤みやブツブツとしたできものがある……陰茎にそうした異常が現れた時には、すぐに最寄りの泌尿器科を受診する必要があります。

ここからは、比較的多い陰茎の病気をまとめましたので、参考にしてください。

①亀頭包皮炎

包皮が赤く腫れ、痛みを伴うのが、亀頭包皮炎です。

真性包茎の場合に起こりやすいトラブルですが、中にはセックスやオーラルセックス、オナニーの際に、亀頭や陰茎に傷を作り、そこから細菌感染して起こることもあります。炎症が強い場合には、びらん（皮膚や粘膜の表皮が欠損し、下部組織が露出した状態）や潰瘍《かいよう》を伴うこともあります。

治療は、抗生物質を含む軟膏を塗ります。症状が強い場合には、炎症が起きた経緯や原因となった菌に合わせて、抗菌薬や抗真菌薬を併用することもあります。自己判断で市販薬を使用して何とかしようとするのはお勧めしません。原因菌によっては、セックスのパートナーにも関わってくる問題になります。

②尿道炎

排尿時に痛みがある、尿道から膿《うみ》が出るなどの症状がある場合は、「尿道炎」の可能性があります。

尿道炎は、性感染症で起こるものと、そうではないものがありますが、性的活動期の男性に圧倒的に多いのが、淋菌とクラミジアによる性感染症としての尿道炎です。

淋菌は、感染すると数日（2〜3日）で、激しい排尿時痛（焼け火箸《ひばし》を尿道に入れられたような痛み）を自覚するようになります。尿道から黄白色の膿が出てきて、しばしば下着が汚れます。放置しておくと、前立腺炎、精巣上体炎を引き起こしますが、とても痛いので、放置することなくすぐ医療機関を受診したくなるでしょう。

淋菌は耐性菌が問題となっており、内服の抗菌薬が効かないため、注射による抗菌薬の投与が必要です。

一方、クラミジアは、感染して1〜2週間で尿道から透明な尿道分泌物（膿）が出たり、軽い排尿時痛を自覚したりするようになります。痛みがほとんどないこともあるので、放置して上行性《じょうこう》感染による前立腺炎、精巣上体炎を引き起こしたり、知らないままにセックスのパートナーにも感染させてしまったりすることもあります。女性の場合は、クラミジア感染症から卵管の炎症を起こし、不妊症になってしまうこともあります。

定期的に婦人科検診を行っている女性の感染が先に判明して、無症状だったパートナーの男性がそのことを聞かされて受診する、というケースも珍しくありません。

淋菌に比べると、クラミジアは耐性菌が比較的少ないですが、治療の抗菌薬は注射での投与が主流となっています。

③ペニスにあるブツブツあれこれ——腫瘍性病変の見分け方

口に出せないけれど意外とみんなが悩んでいるのが、「ペニスにブツブツがある」というものです。それほどペニスにブツブツがある男性が多いということですが、その代表が「真《しん》珠様陰茎小丘疹《じゅよういんけいしょうきゅうしん》」と「フォアダイス状態」です。

真珠様陰茎小丘疹は、亀頭のいわゆるカリの部分、冠状溝に沿って並ぶ、白色〜褐色で1㎜前後の小さなブツブツのことです。日本人男性の20〜40％に認められる生理的変化です。目立つ人もいれば、目立たない人もいて、中には薄くなって消えることもあります。感染性ではなく、治療の必要はありません。

フォアダイス状態は、陰茎包皮のいろいろな場所に見られ、局所的に増加した脂腺が外から透けて見える状態で、生理的変化の一つです。黄白色でブツブツした顆粒状《かりゅうじょう》のものとして見られ、これも問題のないものです。

真珠様陰茎小丘疹もフォアダイス状態も、基本的には大きくなったり急激に数が増えたりすることがありません。治療の必要は全くありませんが、残念ながら「尖圭コンジローマの疑い」として手術を勧めてくる悪徳クリニックもあるので、注意が必要です。

ブツブツが2〜3㎜以上で、数が増えたり大きくなったりする場合には、病気の可能性が高く要注意です。

中でも多いのが、「尖圭コンジローマ」です。ヒトパピローマウイルス（HPV）感染により、いわゆるイボをつくる性感染症の一種で、男性では亀頭、包皮だけでなく肛門周囲や口の中にできることもあります。最初は小さなイボでも、放置すると大きくなり、多発するようになります。見た目は、水イボに似ているものから、鶏のとさかのように見えるものまで、比較的多様です。イボのように見えるものでも、亀頭にできるカリフラワー状のものは、陰茎がんの可能性があります。必ず医療機関を受診しましょう。

一方、亀頭や包皮にびらん、潰瘍などが生じるものに、ヘルペスと梅毒がありますが、まずはヘルペスを疑います。

亀頭部や陰茎に水膨れのような水泡が見られ、痛みやかゆみがある場合には、「性器ヘルペス」が疑われます。ウイルスが体内に入りこみ、発熱を起こすこともあります。口元などにできるヘルペスと同様に、一度かかると何度も再発することがあります。

治療は抗ウイルス薬の服用が主になります。治療を行わない場合でも、初めての発症の場合には2~3週間、再発の場合は1~2週間で自然治癒します。

梅毒は、無症状で感染力が非常に強い性感染症であり、近年、感染者数が都市部を中心に爆発的に増えています。通常のセックスだけでなく、オーラルセックスやアナルセックスなど、感染者の体液や血液に触れることによって、粘膜や皮膚の傷口からでも感染します。

まず、感染した部位に痛みのないしこりができ、すぐに潰瘍になります。見た目は痛そうなのに痛くないのが特徴です。ひと月ほどで自然に消えますが、じつは体内に菌が移行しているだけなので、無処置で放置すると、数カ月後に全身にさまざまな皮疹が出てくるのが、怖いところです。早めに受診し、抗菌薬での治療を受けることが重要です。

EDの原因と治療法

満足な性行為を行うのに十分な勃起が得られないか、または勃起を維持できない状態が持続したり再発したりすることを「勃起障害（erectile dysfunction：ED）」といいます。EDは、射精障害と並ぶ男性不妊症の原因となっており、年々増加傾向にあります。

通常、EDは加齢とともに患者数が増加します。65歳以降に発症するケースが多く、日本人の場合は70代の71％以上が、中度から完全なEDになることが分かっています。

しかし、最近の研究では、40歳未満の男性の発生率が増加していることも分かってきました。しかも、若い世代のEDの原因には、大きな特徴があります。

トルコからの報告によると、40歳以上のED患者（422人）においては、心因性のEDが40・7％、器質性EDが59・3％であったのに対し、40歳以下の患者（526人）では、心因性EDが85・2％、器質性EDが14・8％であることが分かりました（＊24）。

つまり、若い世代におけるＥＤは、心因性のものが圧倒的に多いということです。

その典型例が、第４章でご紹介した「排卵日ＥＤ」です。朝勃《あさだ》ちもあって、マスターベーションでも勃起するのに、排卵日周辺でのセックスの時だけ十分に勃起しない……というものです。「今日は絶対に決めないと（射精しないと）いけない」「途中で萎えてしまったらどうしよう」という緊張感や不安感があると、うまく勃起ができなくなってしまうのです。

この場合の改善には、治療薬と並行して、カウンセリングが重要になります。

同時に、不安や自信のなさを解消するために、性の知識を充実させることも大事です。自信のなさの背景には、「セックスについて知らないことが多い」ということがあるからです。なにごとも、よく分からないことがあると不安を感じるものです。書籍やウェブメディアなどで、セックスについての知識を貪欲に吸収するようにもお伝えしています。

器質性ＥＤは、多くの場合で、動脈硬化が原因となっています。そのため、動脈硬化が起こりやすい疾患である糖尿病、高血圧などでは、ＥＤを合併する可能性が高くなります。

糖尿病患者の35～90％、高血圧患者の約70％がＥＤを合併しており、しかも重症化しやすいといわれています。高血圧で高血圧治療薬を内服している場合は、薬剤の影響である可能性もあります。

その他にも、慢性腎臓病、脳卒中などの神経疾患、肥満、睡眠時無呼吸症候群、男性ホルモンの低下なども、ＥＤ発症の原因になるといわれています。

ＥＤの治療は、第１選択がＰＤＥ５（ホスホジエステラーゼ type5）阻害薬による薬物療法です。

日本で現在、使用可能なＰＤＥ５阻害薬は、次の３種類になります。

①一般名：シルデナフィル　商品名：バイアグラ、シルデナフィル

世界最初のＥＤ治療薬。ＥＤ患者の76％に改善効果があったとのデータが報告されている。内服後30〜60分で効果を発揮し、効果持続時間は約４時間。特に心因性ＥＤの改善効果が高い。

②一般名：バルデナフィル　商品名：レビトラ、バルデナフィル

ＥＤ患者の69％に改善効果があったとのデータが報告されている。内服後30分で効果を発揮し、効果持続時間は約４時間。２０２１年10月にバイエル社がレビトラの製造販売中止を発表し、現在はジェネリックのみが流通している。

③一般名：タダラフィル　商品名：シアリス、タダラフィル

内服後30分で効果を発揮し、効果持続時間は約36時間。長時間の持続が最大の特徴。
軽度、中度のＥＤ患者の41〜81％に改善効果があったとのデータが報告されている。

３種類とも作用メカニズムは同じで、脳から陰茎に性的興奮を伝える時に、血管拡張物質（ｃＧＭＰ）の働きを増幅することで、勃起を増強します。

ＥＤ治療薬は必ず医療機関で処方してもらうこと

一時期、「バイアグラは心臓に悪い」という噂がありましたが、これは、正しくありません。バイアグラはもともと狭心症の治療薬として開発された薬剤であり、血管拡張作用があるため、どちらかといえば心臓には悪くない薬剤です。

もともと心臓に問題があり、セックス程度の運動で狭心症の発作が起こる人が、バイアグラを服用してセックスをして発作を起こしたというのが真相でしょう。実際に、心疾患がない人にとっては何の悪影響もありませんし、併用禁忌の薬剤と併用しないように気をつけていれば、だいたい安全に使用できます。

ただし、注意が必要なのが、ＰＤＥ５阻害薬を個人輸入しているケースです。もともとＰ

DE5阻害薬は医師の処方箋が必要な薬剤ですが、できるだけ安く入手しようと、インターネットなどでPDE5阻害薬を個人輸入している人もいます。

海外の通販サイトなどで簡単に入手可能なPDE5阻害薬をうたう薬剤には、偽物が多く含まれています。偽物の中には、正規品とは異なる成分などが混入していることがあり、健康被害や死亡事故も発生しています。

現在、世界60カ国で偽造薬が発見されていることや、インターネットで流通しているPDE5阻害薬のうち半数以上が偽造医薬品であることは、知っておくべきでしょう。危険性が非常に高く、決してお勧めできません。

第9章　女性と射精道

――射精道は男子だけのものにあらず

射精道はオルガズム道

武士道は、もともと武士階級の倫理・道徳規範などの基本となる思想でしたが、その精神は広く日本人全体に浸透していきました。東日本大震災で日本国民が見せた節度ある行動や献身的な自己犠牲は、まさに武士道の精神そのものであると、世界の人々が称賛しました。このように、武士道の精神は、現在の日本人の中にも深く根付いています。

同様に、武士道を範とした「射精道」も、本当は男女に関係ない思想であると僕は考えています。

本書の冒頭で、射精道は「陰茎を持って生まれ、性生活に陰茎を使う男性の行動規範」と難しく男性限定のように表現しましたが、分かりやすく言うと、「社会の規則や法律を守りながら、楽しく気持ちよく充実した性生活を送るために、するべきこととやってはいけないことの教え」ということになります。したがって、「射精道」は「オルガズム道」と言い換えてもよく、根本的には男性だけのための思想ではなく、女性のための思想でもあり、さらに言うなら、性生活を営む全ての人の思想なのです。

日本性科学会セクシュアリティ研究会の調査によると、セックスでオルガズムなどの肉体的満足感が得られているかという質問に対して、「いつも得られる」「だいたい得られる」と

資料25　セックスの満足度

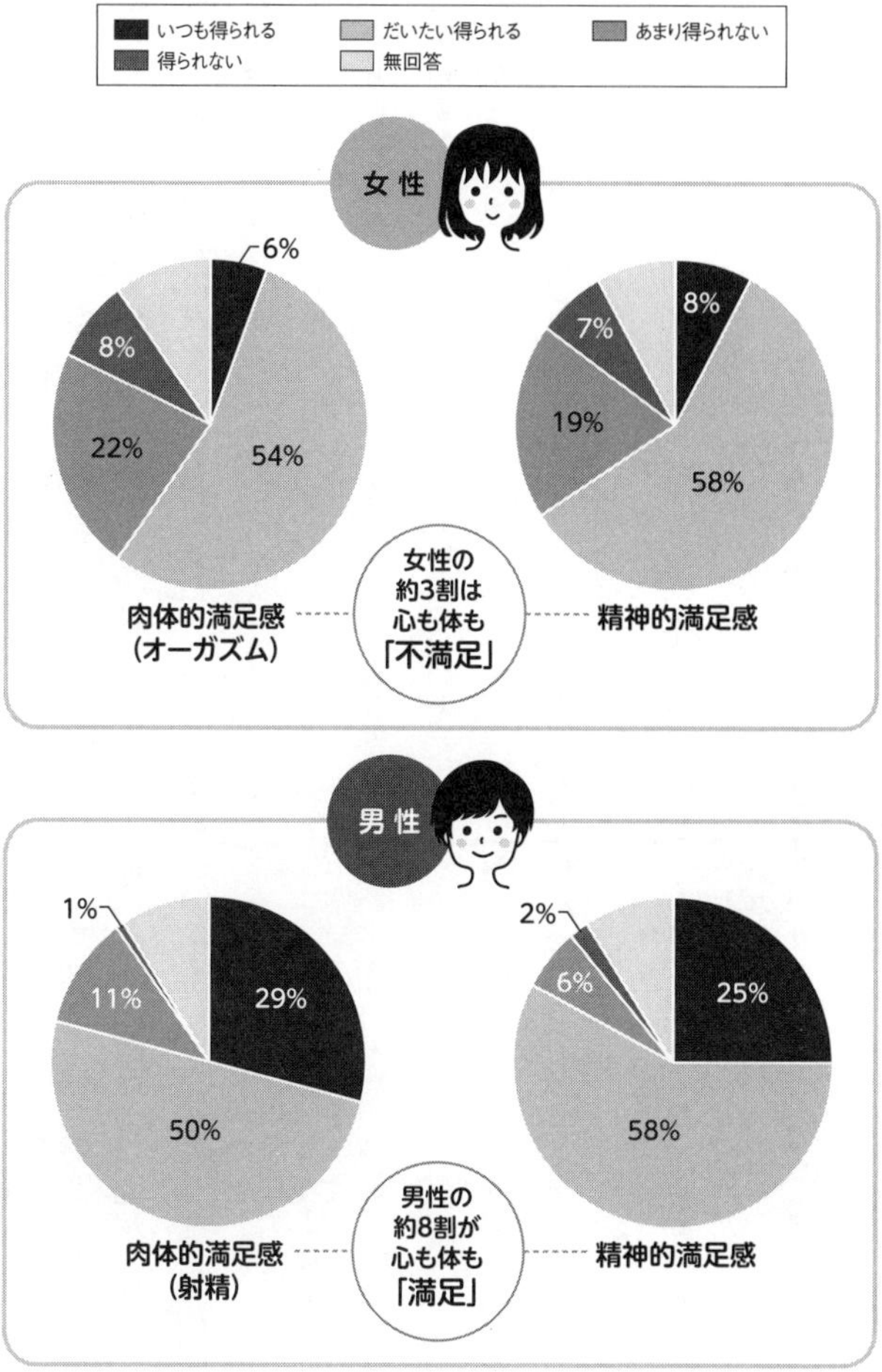

出所：日本性科学会セクシュアリティ研究会「セックスによる精神的満足」調査

答えた男性が8割なのに対し、女性は6割にとどまっています。

逆に、「あまり得られない」「得られない」と答えたのは、男性が1割に対して、女性は3割と、女性のほうが3倍も多いことが分かっています（前ページ・**資料25**）。

女性のオルガズムに対する執着のなさ、セックスを積極的に楽しもうとする意識の低さが、この結果に表れているのではないかと僕は考えています。

よく「自分から求めるなんて、淫乱だと思われそうで怖い」とか「セックスは男性にすべてリードしてもらいたい」という女性の声が聞かれますが、「性欲が強い」ことは恥ずべきことではありませんし、「セックスの時に受け身である」ことは女性の専売特許ではありません。セックスの時は、男女問わず、性欲が強いほう、もしくはセックスの経験が豊富なほうがリードして、セックスの経験が少ないほうが受け身になるほうがスムーズに事が運ぶでしょう。

セックスは、二人で楽しむものです。気持ちのよいセックス、お互いがオルガズムを得られるセックスは、双方の努力と協力なしには成立し得ないのです。自分のオルガズムは、自分自身の喜びであるだけでなく、相手にとっての喜びでもあります。男女ともに、オルガズムを得ることに貪欲になるべきなのです。

ただ、注意したいのが、結果だけを求めて途中の過程をおろそかにしてはいけないということです。矛盾しているようですが、お互いに気持ちのいい、十分に満足のいくセックスをすることが大事なのであって、オルガズムだけが重要なのではありません。

第4章「妊活編」でも少し触れましたが、妊活中の男性は、たとえ仕事で疲れていても、同様に仕事で疲れている妻から「早く終わらせてよ」とか「絶対にイってよ」と必ず射精することを求められます。「自分は種馬《たねうま》なのか」という気持ちを抱きながらも、毎回指定された日に射精しなければなりません。このように、子どもを作るためのセックスの時は、気持ちのよさやセックスの質がおろそかにされがちで、それが排卵日EDの最大の原因であると僕は考えています。

男性の射精は、男性のオルガズムと直結していますが、女性の排卵は女性のオルガズムと全く関係がありません。だから、子どもを作るためのセックスの時には、女性は、適当なセックスでも気持ちのよくないセックスでも、OKにしてしまえるのです。もし、女性もオルガズムに達しなければ排卵しないとしたらどうなるでしょうか。もっと一生懸命、オルガズムを得るためにセックスに取り組むのではないでしょうか。

また、セックスは男性がリードするものだと考えて、セックスを相手任せにすると、強引に要求されてついつい応じてしまったり、避妊意識が低い男性にコンドームなしのセックスを許してしまったりしがちになります。

セックスは男性だけのものではありません。女性もセックスに対して主体的になり、満足のゆく内容にしようという認識を持つことで、自分の身を守ることにもつながります。

まずは自分の身体をよく知ること

僕は、男性の性機能障害と不妊症を専門としていますが、女性の性機能障害の診察を依頼されることもよくあります。そのほとんどが、性交疼痛《とうつう》症と性嫌悪症ですが、セックスに問題を抱える女性を診察していていつも感じることは、自分の身体のことをよく分かっていないということです。

セックスをするためには、男性だけでなく、女性も「心・技・体」が伴っていなければ参加してはいけないと僕は考えています。中学校や高校に性教育の授業をしに行くと、自分の生理周期さえ知らない女子学生が少なくありません。避妊のためだけでなく、健康を守るためにも、自分の生理周期は頭に入れておくべきです。

自分の身体のことも知らない、男性の身体のことも知らない、そしてセックスのこともよく知らないといった無知は、望まない妊娠や性感染症、性犯罪被害などを引き寄せることがあります。

パートナーにコンドームなしのセックスを要求された時にも、「私は今、妊娠しやすい時期なんだ」とか、「コンドームなしだとお互いにリスクがあるから」ときっぱりと押し切ることができれば、相手も無体《むたい》な要求は出せなくなるものです。

さらに、気持ちのいいセックス、満足のいくセックスをするために、女性ができる第一歩は、自分の性感帯をよく知ることです。どこをどうしたら自分は気持ちがいいのか、オルガズムが得やすいのかを知っておくことが大事です。そのためには、男性と同じく、セックスを想定したマスターベーションという練習を積むとよいでしょう。

女性の性感帯は、男性に比べるとバリエーションに富んでいて、ぶっつけ本番ではなかなか分からないかもしれません。普段から、どこをどう触ると気持ちがいいのか、オルガズムを得やすいのかをあらかじめ知っておくと、セックスの時にきっと役立つでしょう。

「ちっとも気持ちがよくない」のを「相手がへたくそだから」と相手のせいにしてしまう人がいますが、自分でどうしたら気持ちがよくなるのか分かっていれば、自分から相手を誘導すればよいのです。

そのためには、身体のいろいろな場所を自分で触り、どのくらいの強さと時間で気持ちよさが得られるのかを自分で模索することは大切です。それをしっかり把握しておけば、セックスの時に自然とパートナーに伝えることもできるようになるでしょう。

女性のマスターベーション

これまでの文脈からもお分かりの通り、「射精道」では、男女ともにマスターベーションの励行を推奨しています。男性ではなじみ深いマスターベーションについて、女性ではあまり語られることがありません。恥ずかしいことだと思っている人が多いのではないでしょうか。

2018年に報告された18カ国・1万3039人に聞いた「マスターベーション世界調査(TENGA Global Self-Pleasure Report)」によると、日本人男女1000人(男性483人、女性517人)を対象に聞いたところ、「マスターベーションをしたことがある」と回答した人は、男性は96%、女性は58%でした。

このマスターベーションの経験率は、18カ国中、日本人男性は5位と高く、日本人女性は13位で、世界平均よりも低いという結果でした。なお、男女ともに世界1位はブラジル(男性98%、女性83%）で、なんとなくイメージ通りです。

なお、マスターベーションの経験のある日本人女性は、月1回以上マスターベーションをしています。さらに、週1回以上マスターベーションをする女性は17%で、その平均頻度は週3・6回でした。

残念なことに、自身の性生活の満足度を総合的に示す「Good Sex Index」では、世界18カ国中、日本の平均満足度は最下位（37・9pt）という結果でした。第4章「妊活編」の**第9条**でも引用した、Durex社の「グローバル セックス サーベイ（2005年）」でも、性生活の満足度は24%と、世界平均の44%と比べて断トツに低く、日本人の性生活の満足度が低いことは、紛《まぎ》れもない事実であるようです。

じつは、「射精道」を考案した理由の一つに、「性生活の満足度の向上」があります。第1章から第8章までかけて、射精道を通して男性の性生活に対する心構えなどを説いてきましたが、射精道を極めることによって、老若男女が満足度の高い性生活を送ることができるようになることを意図しています。

ただ、男性だけが射精道を極めても不十分で、女性も満足度の高い性生活を送るために、必要な準備なり努力をする必要があります。

女性のマスターベーションの経験率が高いブラジルやメキシコが、満足度上位（ブラジル3位、メキシコ2位）にランクされていることから、日本人女性のマスターベーションの普及が、日本人の性的満足度を上昇させる鍵の一つを握っていると僕は睨《にら》んでいます。そうです。女性のマスターベーション解放運動が必要なのです。

恋愛やセックスに関して、女性よりも男性のほうがより積極的と思われがちですが、実際はあまり差がないという印象を僕は持っています。僕の独自の調査（非公開データ）によると、男女ともに2割がセックスに関して貪欲、6割はセックスがまあまあ好きか、どちらかというと好き、そして残りの2割があまり好きではないか興味がない、という分布となっています。

セックスに貪欲な女性は、放っておいてもマスターベーションをするでしょうし、セックスが好きではなかったり興味がなかったりする女性は、マスターベーションをしなくてよいと思います。セックスがまあまあ好き、どちらかというと好きという推定6割の女性が、気兼ねなくマスターベーションができる世の中になることが、今の日本の課題だと思っています。

男性だけでなく女性も、性の知識を十分に備えること、そしてセックスに対して主体的になることで、自分の中の揺るぎない軸ができ、豊かで満足のゆく性生活を営むことができるようになるでしょう。それが、本書でお伝えしたい女性のための「射精（オルガズム）道」です。

あとがき

人生の2分の1は性的なことを考えて生きてきました。

僕はこれまで、人間の3大欲求である食欲、性欲、睡眠欲には、忠実な僕《しもべ》として、可能な限りこの欲求を素直に受け止めて行動してきました。それが、僕のポリシーでもあります。

物心ついてから思春期までは、食べることが大好きで、起きているときの大半は「あれも食べたい、これも食べたい」と食べることばかり考えていました。ロビンソン・クルーソーが漂着した無人島で食べるウミガメやウミガメの卵の味を妄想したり、子ども百科事典を読みながら「おいしいので乱獲されたために絶滅しそうになったニホンカモシカはどんな調理法で食べられていたのだろう……」と考えたり。1日3度の食事以外の時間も、ずっと食べることを考え、未知の味に憧れていました。

毎食お腹いっぱいになるまで食べていたため（今ではそんなことはありませんが）、食後――特に夕食後は、猛烈な睡魔に襲われていました。前述の通り、「眠たくなったら寝る」というポリシーを比較的忠実に守っていたため、学生時代には苦労しました。徹夜した寝不足の頭で試験に臨むより、勉強不足でも睡眠時間を確保してぶっつけ本番で臨むことを選んでいたからです。そのおかげか、今でも寝つきは『ドラえもん』ののび太くん並みです。

そんな僕も、思春期以降は性欲が生活の優先順位の最上位になることが多くなりました。

本文でも書きましたが、中学1年生のある暑い夏の日の昼下がりに出会った一冊のエロ本が、僕の性生活の扉を開きました。父の引き出しから盗んだという罪悪感はありましたが、それ以上に「これは自分にとって必要なものだ」という強い確信がありました。これは本当に本能というしかありません。

ところが、性的なものに対する強い興味関心はあっても、当時は、情報の供給源は非常に限られており、大人に質問することも、ほぼタブーでした。

食事や睡眠に関してであれば、誰とでも話題にできるけれど、性的なことに関しては、話題にすることがはばかられ、下手をすると変態扱いされることに、僕はすっきりしないものを感じていました。

ご飯がおいしく食べられなかったらつらいし、楽しくありません。そんな時は、多くの医療機関で気軽に相談できます。よく眠れなかったら、苦しいし楽しくありません。そんな時も、いろいろな医療機関で気軽に相談できます。

同じように、「もし射精ができなかったら、できなくなってしまったら、こんなにつらいことはないし、そんな人生は耐えられない。でも、そんな悩みを相談できる医療機関はとても少ない。だから、僕は射精やセックスで悩む男性の問題を解決できる医師になろう」。そう思ったのが、射精を取り扱う泌尿器科医になることを選択した、僕の原点です。

今でも、性的なことや、セックスにまつわるいろいろな疑問や悩みについて、真面目に語ったり相談したりする機会や場所は、なかなかありません。そういう機会や場所を作りにくい空気があるのも、確かです。今の時代は、下手をするとセクハラで訴えられる羽目になる

 こともあり、余計に話題にしにくくなっているのかもしれません。

そんな世の中の空気感を変えていくためにはどうしたらいいのかを考えた時、世の中を牛耳《ぎゅうじ》っている大人の男性（幸か不幸か日本では圧倒的に男性なのです）に訴えかけることが必要であると思いつきました。

僕は、約20年前から性教育活動を行っていますが、本書の中でも紹介した通り、性教育に否定的な見解を持つ先生方が少なくありません。特に、校長先生や教頭先生が性教育に反対の意見を持たれていたら、その学校では十分な性教育が行われないことになります。

そのため、校長先生クラスの大人の（年配の）男性の心に訴えかける内容、心に刺さる内容にするために、性教育と武士道のコラボレーションを考え始めました。構想開始からおよそ10年。ようやくまとまったのが、この射精道です。

射精をするすべての年代の男性と、その射精を共有する人たちに本書を読んでいただき、射精教育の重要性を認識してもらうことが、僕の最大の目的です。大人になる前に、中高生のうちに、「うちの学校でも射精教育をしておかなくてはいけない」と校長先生、教頭先生、学年主任の先生方に思ってもらえることを目指しています。

そしてもう一つ。オナニーの地位を向上することも、裏の野望として掲げています（「オナニー向上委員会」）。

オナニーをすることに対して、少しでも「うしろめたい」とか「恥ずかしい」と思っている人が、気兼ねなく、心おきなくオナニーを楽しむことができる世の中になってほしい。僕はその思いを現実化するための活動を、勝手に「オナニー解放運動」と命名しています。この射精道をまとめたのも、「オナニー解放運動」の一環です。○○解放運動なんていうと、大人数で大通りを歩きながら街宣活動するイメージですが、この「オナニー解放運動」では、仲間を集めたり、声高に主張したりする必要はありません。一人一人がオナニー向上委員となり、個人個人の心の中での改革、マイ・レボリューションを実行していただければよく、他人と比べたり強く勧めたりしなくてよいのです。

「オナニー万歳！」「ビバ・オナニー！」を心の合言葉に、この射精道を経典として、「オナニー解放運動」がじわじわと浸透し、全国展開し、世界中に拡散してくれることを密《ひそ》かに願っています。

もちろん、性欲があまりない人、ほとんどない人、全くない人もいます。そういう場合は、オナニーをしなくてもいいいし、する必要もありません。欲求には個人差があり、その大きさで良し悪しを決めるものでもありません。欲求がなければむしろ悩みが少なくて幸せかもしれません。欲求を自分の意思で増やしたり減らしたりすることはできないので、他人と比べたりせず、ありのままの自分を受け入れて生活していくことが、人生を楽しく生きる秘訣《ひけつ》だと思います。

最後に、射精道はあくまで精神論的なものであり、宗教ではありません。僕は教祖ではなく、武士道を全世界に知らしめた新渡戸稲造のような立場でありたいと考えています。ですので、宗教法人を立ち上げる意思は全くございません。あしからず。武士道がそうであったように、射精道が自然に多くの人々の心の中に根付き、親から子へ、先輩から後輩へと語り継がれることが理想です。

そして、この射精道の精神が日本人に浸透した後、武士道と同じようにいろいろな国の言葉に翻訳されて、性生活の面で日本人が一目置かれるようになるところまでいく日が来ることを夢見ています。

参考文献・参考書籍

【第2章】

（＊1）Ivan Landripet, Aleksandar Štulhofer「Is Pornography Use Associated with Sexual Difficulties and Dysfunctions among Younger Heterosexual Men?」Landripet, I.; J. Sex. Med. 2015, 12, 1136–1139.

（＊2）Anaïs Mialon, André Berchtold, Pierre-André Michaud, Gerhard Gmel, Joan-Carles Suris「Sexual dysfunctions among young men: prevalence and associated factors」J Adolesc Health. 2012 Jul;51（1）:25–31. doi: 10.1016/j.jadohealth.2012.01.008. Epub 2012 Mar 15.

（＊3）Lucia F O'Sullivan, Lori A Brotto, E Sandra Byers, Jo Ann Majerovich, Judith A Wuest「Prevalence and characteristics of sexual functioning among sexually experienced middle to late adolescents」J Sex Med. 2014 Mar;11（3）:630–41. doi: 10.1111/jsm.12419. Epub 2014 Jan 12.

（＊4）Damiano Pizzol, Alessandro Bertoldo, Carlo Foresta「Adolescents and web porn: a new era of sexuality」Int J Adolesc Med Health. 2016 May 1;28（2）:169–73.

（＊5）ヘレン・S・カプラン著、野末源一訳『ニュー・セックス・セラピー』星和書店、１９８２年

【第3章】

（＊6）Elisabeth A. Lloyd『The Case of the Female Orgasm: Bias in the Science of Evolution』Harvard University Press; Cambridge, MA: 2005

（＊7）ＮＨＫ「日本人の性」プロジェクト（編集）『データブックＮＨＫ日本人の性行動・性意識』日本放送出版協会、２００２年3月1日

（＊8）「The Sex-Based Harassment Inventory: A Gender Status Threat Measure of Sex-Based Harassment Intentions」Sex Roles volume 86, p.648–666 , 2022

（＊9）謝国権『性生活の知恵』池田書店、１９６０年

【第4章】

（＊10）田坂登美、平賀聖悟、北村真、飯田宜志、黒川順二、飛田美穂、佐藤威「日本人正常精巣の重量およびサイズについての検討」『日本泌尿器科学会雑誌』77巻9号、１５０６～１５１０頁、１９８６年

（＊11）池田稔、池田景子「お～い男子諸君!! たまには玉の大きさ気にしろよ！ ～精巣自己触診の

勧め～」『日本性科学会雑誌』30巻、１・２号、63～68頁、２０１２年
（＊12） A J Wilcox, C R Weinberg, D D Baird「Timing of sexual intercourse in relation to ovulation. Effects on the probability of conception, survival of the pregnancy, and sex of the baby」N Engl J Med. 1995 Dec 7;333（23）:1517–21.
（＊13） A J Wilcox, C R Weinberg, D D Baird「Post-ovulatory ageing of the human oocyte and embryo failure」Human Reproduction 13: 394–397, 1998
（＊14） Eliahu Levitas, Eitan Lunenfeld, Noemi Weiss, Michael Friger, Iris Har-Vardi, Arie Koifman, Gad Potashnik「Relationship between the duration of sexual abstinence and semen quality: analysis of 9,489 semen samples」Fertil Steril. 2005 Jun;83（6）:1680–6.
（＊15） Shoko Konishi,Tomoko T. Saotome, Keiko Shimizu, Mari S. Oba, Kathleen A. O’ Connor「Coital Frequency and the Probability of Pregnancy in Couples Trying to Conceive Their First Child: A Prospective Cohort Study in Japan」Int. J. Environ. Res. Public Health 2020 Jul 10; 17（14）:4985
（＊16） J Macleod, R Z Gold「The male factor in fertility and infertility. VI. Semen quality and certain other factors in relation to ease of conception」Fertil Steril. 1953 Jan-Feb;4（1）:10–33.
（＊17） M Brandes, C J C M Hamilton, J O M van der Steen, J P de Bruin, R S G M Bots, W L D

M Nelen, J A M Kremer.「Unexplained infertility: overall ongoing pregnancy rate and mode of conception」Hum Reprod. 2011 Feb; 26 (2) :360–368

(＊18) Comhaire FH : Definition of infertility, subfertility and fecundability: methods to calculate the success rate of treatment. Chapman & Hall, London, 1996 ; 123–131.

(＊19) World Health Organisation. WHO laboratory manual for the examination of human semen and sperm-cervical mucus interaction. Cambridge university press, 1999.

(＊20)「ヒト精液検査と手技」『ＷＨＯ・ラボマニュアル５版　翻訳』高度生殖医療技術研究所

【第５章】

(＊21) 関口由紀、畔越陽子、金城真実、前田佳子、河路かおる、小野塚千絵、岩本晃明、天野俊康、坂田壽衛、窪田吉信「テストステロン軟膏の塗布部位別血中濃度の検討」日本性機能学会雑誌、26巻、３号、２３１~２３８頁、２０１１年

(＊22) 日本性科学会セクシュアリティ研究会編、荒木乳根子、石田雅巳、大川玲子、金子和子、堀口貞夫、堀口雅子著『セックスレス時代の中高年「性」白書』ｈａｒｕｎｏｓｏｒａ、２０１６年

【第6章】
（＊23）今井伸、吉田将士、米田達明、工藤真哉（聖隷浜松病院泌尿器科）「Masturbatorを用いたマスターベーションの指導が有効であった膣内射精障害の1例」『日本性科学会雑誌』29巻1号、77～80頁、２０１１年

【第7章】
赤川学『セクシュアリティの歴史社会学』勁草書房、１９９９年

【第8章】
（＊24）Turhan Caskurlu, Ali Ihsan Tasci, Sefa Resim, Tayfun Sahinkanat, Erbil Ergenekon「The etiology of erectile dysfunction and contributing factors in different age groups in Turkey」Int J Urol. 2004 Jul;11 (7) :525–9.
尾上泰彦『アトラスでみる外陰部疾患　プライベートパーツの診かた』学研メディカル秀潤社、２０１０年
日本性機能学会、日本泌尿器科学会編『ＥＤ診療ガイドライン［第3版］』

今井伸（いまいしん）

1971年島根県生まれ。聖隷浜松病院リプロダクションセンター長、同院総合性治療科部長。日本泌尿器科学会専門医・指導医。日本性機能学会専門医・代議員。日本生殖医学会生殖医療専門医。日本性科学会幹事、同会認定セックス・セラピスト。日本思春期学会理事。島根大学医学部臨床教授。'97年島根医科大学（現・島根大学）医学部卒業後、同大学附属病院を経て聖隷浜松病院に勤務。専門は性機能障害、男性不妊、男性更年期障害。講演会や各メディアを通じ正しい性知識の普及に努める。共著に『中高生からのライフ&セックス サバイバルガイド』（日本評論社）、『セックス・セラピー入門』（金原出版）、『中高年のための性生活の知恵』（アチーブメント出版）、監修に『シニア世代の愛と性《セックス》』（平原社）など。

射精道《しゃせいどう》

2022年9月30日初版1刷発行
2024年2月15日　　8刷発行

著　者 ―― 今井伸
発行者 ―― 三宅貴久
装　幀 ―― アラン・チャン
印刷所 ―― 萩原印刷
製本所 ―― ナショナル製本
発行所 ―― 株式会社光文社
東京都文京区音羽1-16-6(〒112-8011)
https://www.kobunsha.com/
電　話 ―― 編集部03(5395)8289　書籍販売部03(5395)8116
業務部03(5395)8125
メール ―― sinsyo@kobunsha.com

 ISBN 978-4-334-04626-2

光文社新書

1198
幻想の都　鎌倉
都市としての歴史をたどる
高橋慎一朗
「古都鎌倉」は、奈良・京都とも違い、日本人の記憶と想像によってつくられた都市だった。源氏以前の時代から現代までの通史をたどることで浮かび上がる鎌倉の実像と魅力。
978-4-334-04607-1

1199
イスラムがヨーロッパ世界を創造した
歴史に探る「共存の道」
宮田律
ヨーロッパの中世から近代にかけての発展は、イスラム文明抜きに語ることはできない――。私たちが現代社会を正しく理解するために必要な「視座」とは？　「意外な史実」を学び、知る。
978-4-334-04608-8

1200
孤独なバッタが群れるとき
『バッタを倒しにアフリカへ』エピソード1
前野　ウルド　浩太郎
21万部突破の『バッタを倒しにアフリカへ』の前日譚である名著が新書で登場！　バッタに関する研究成果とともに、若き研究者の苦悩と挫折、成長がユーモア溢れる文体で綴られる。
978-4-334-04609-5

1201
依存症と回復、そして資本主義
暴走する社会で〈希望のステップ〉を踏み続ける
中村英代
「意志の弱さによる病」ととらえられがちな依存症を、現代資本主義社会の必然であると著者は説く。当事者コミュニティにおける回復実践をみながら、人類の新たな共生のあり方を示す。
978-4-334-04610-1

1202
なぜ日本からＧＡＦＡは生まれないのか
山根節　牟田陽子
日本経済が停滞する一方で、絶対的な力をつけたＧＡＦＡ。その時価総額は日本の上場企業全社の合計を超える。なぜここまで差がついたのか。その理由をＧＡＦＡの歩みに探る!!
978-4-334-04611-8

光文社新書

1203
金融DX、銀行は生き残れるのか
遠藤正之

いま銀行ITで何が起きているのか。銀行は、この社会に、この時代に本当に必要なのか。メガバンクで三十二年半勤務した著者が現状を分析し、日本の金融サービスの未来を考える。

978-4-334-04612-5

1204
GHQは日本人の戦争観を変えたか
「ウォー・ギルト」をめぐる攻防
賀茂道子

GHQ民間情報教育局(CIE)の政策やそれに対する日本側の抵抗・協力の動きを検証し、占領期以降の日本人は「戦争の罪」をどのように理解していったのか、日米の心理を明らかにする。

978-4-334-04613-2

1205
緑内障の真実
最高の眼科医が「謎と最新治療」に迫る
深作秀春

失明原因第一位の緑内障。眼圧だけでなく視神経への血流不足や圧迫等も原因とされる。世界最高レベルの眼科外科医が、正しい知識とあきらめないための最新の治療法を丁寧に解説。

978-4-334-04614-9

1206
無国籍と複数国籍
あなたは「ナニジン」ですか？
陳天璽

自ら「無国籍者」として人生の大半を過ごしてきた著者が当事者に焦点をあて、国・国籍・国境を問い直す。トランスナショナルな時代に考えたい「人類社会がこれから向かうべき道」。

978-4-334-04615-6

1207
データ管理は私たちを幸福にするか？
自己追跡《セルフトラッキング》の倫理学
堀内進之介

スマホなどを通じた利己的な自己管理はどのように利他や社会へと接続可能か。リスクを検討しつつも「人文的な」批判に終始せず、慎重で開放的なスタンスから改革を提言する。

978-4-334-04579-1

1208
牟田口廉也とインパール作戦
日本陸軍「無責任の総和」を問う
関口高史

いつ、誰の、どのような意思決定で計画・実施されたのか？　失敗の原因はどこにあるのか？　軍事研究のプロが緻密な分析で、従来の牟田口像とインパール作戦の「常識」を覆す。

978-4-334-04616-3

1209
検証　内閣法制局の近現代史
倉山満

首相官邸や財務省を抑え込むほどの力を持つ内閣法制局。その力の源はどこにあるのか？　ロングセラー『検証　財務省の近現代史』『検証　検察庁の近現代史』に次ぐ、三部作完結編！

978-4-334-04617-0

1210
エベレストの空
上田優紀

緑溢れる麓の街道、標高８０００ｍからの夜明け、天空に突き刺さる黒い頂――。挑戦した人だけが知るエベレストの全貌をネイチャーフォトグラファーが鮮やかな写真とともに描く。

978-4-334-04618-7

1211
鎌倉幕府抗争史
御家人間抗争の二十七年
細川重男

源頼朝亡き後、鎌倉幕府は異常ともいえる内紛と流血の時代を迎えた。御家人同士の抗争劇から浮かび上がる鎌倉時代初期の政治史と、武士たちのリアルな生き様を活写する。

978-4-334-04619-4

1212
萩尾望都がいる
長山靖生

『ポーの一族』『トーマの心臓』『11人いる！』『イグアナの娘』…ＳＦ、ジェンダー、多様性、親子関係etc.、常に時代の先を行くその表現に我々は何を学んだのか。魅力と活躍の軌跡を辿る。

978-4-334-04620-0

1213
いままで起きたこと、これから起きること。
「周期」で読み解く世界の未来
高城剛

社会は循環し、万物に周期が存在する。2020年代の現在、あらゆる分野のサイクルが幾重にも重なる転換点に立っている。時代の大波を知り、サバイブするためのヒントを共有する。

978-4-334-04606-4

1214
IoTと日本のアーキテクチャー戦略
柴田友厚

いま、なぜアーキテクチャー戦略が重要なのか？　トヨタ、ダイキン、コマツ……世界で成功している企業から何が学べるか？二つの重要なキーワードから、日本企業が採るべき道を探る。

978-4-334-04621-7

1215
会話を哲学する
コミュニケーションとマニピュレーション
三木那由他

会話とは言葉をもって互いに影響を与え合う営みなのか？　漫画や小説などを題材に、コミュニケーションとマニピュレーションという二つの観点から、会話という行為の魅力を解き明かす。

978-4-334-04622-4

1216
昭和の東京郊外 住宅開発秘史
三浦展

戦後、住宅難から発生した土地開発バブルによる悲喜こもごものドラマを経て郊外は発展していった。当時の不動産チラシをもとに跡地を訪ね、家と町の歴史を考証する新しい住宅史。

978-4-334-04623-1

1217
農家はもっと減っていい
農業の「常識」はウソだらけ
久松達央

「農家」の8割が売上500万円以下という残念な事実／農地転用という農家の「不都合な真実」／――農業に関する様々なウソに丁寧に反論し、これからの日本の農業のあり方を考える。

978-4-334-04624-8

1218
宇宙を動かしているものは何か
谷口義明

約一三八億年前に生まれ、膨張を続ける宇宙。謎が多いこの宇宙は、私たちが思っている以上にシンプルだ——。鍵を握るキーワードとは？　天文学者が「宇宙のエンジン」を総点検。

978-4-334-04625-5

1219
射精道
今井伸

射精は一日にしてならず——思春期から中高年まで、知っておくべき正しい扱い方と心構え、練習の重要性とは。性機能と生殖医療の専門医が、各年代で現れやすい問題と対策を解説。

978-4-334-04626-2

1220
日本の高山植物
どうやって生きているの？
工藤岳

乾燥、強風、のちに豪雪——。過酷な環境に咲く可憐な高山植物には、したたかな生存戦略があった。この道三十年の植物学者が語り尽くす〝高嶺の花〟の秘密と魅力。

978-4-334-04627-9

1221
痛みが消えていく身体の使い「型」
伊藤和磨

日常動作の「型」を知り、実践し続けることで、慢性痛や不調が消えていく——「伝統＋科学」で正しい姿勢とフォームを身につける。すべての「型」やエクササイズを動画で解説。

978-4-334-04628-6

1222
「友だち」から自由になる
石田光規

「友だち」とはメッセージ性が強すぎる概念だ！　古代ギリシアの時代から「友だち」がいかに変質してきたかを示しつつ、それでもなお成立する友情について探る。現代人のための新しい友人論。

978-4-334-04629-3